Georges CHAURAND

Docteur en Médecine

Ancien externe des Hôpitaux de Lyon
Interne de l'Hôpital Français
de Tunis

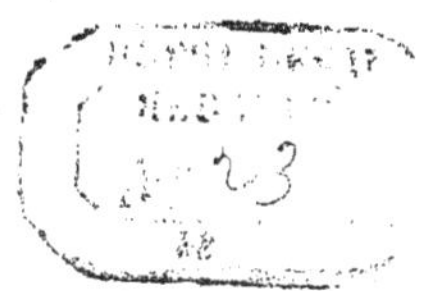

Le

Vaccin Antigonococcique

de Nicolle et Blaizot

(Travail de l'Institut Pasteur de Tunis)

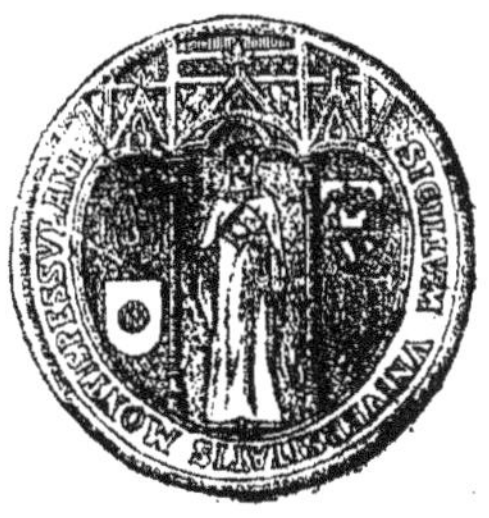

C'est au docteur Nicolle que nous dédions ces pages ; c'est lui qui les a inspirées, et c'est à ses côtés que nous avons étudié et expérimenté son vaccin antigonococcique.

Nous lui sommes profondément reconnaissant d'avoir bien voulu nous associer dans la faible mesure de nos moyens à ses travaux ; qu'il nous soit permis d'apporter ici au maître bienveillant, qui n'épargna jamais pour nous sa peine ni ses conseils, l'hommage plein d'affection d'un élève dévoué.

Et puisque ce modeste travail marque la fin d'une étape dans nos études médicales, — car, ainsi que le disait un de nos maîtres, on n'a jamais terminé sa médecine, — nous réunissons dans une même pensée tous ceux dont les conseils et la sympathie nous ont entouré dans les circonstances difficiles, et nous leur disons du fond du cœur : Merci.

L'un d'eux, malheureusement n'est plus ; et c'est avec une profonde émotion que nous nous rappelons des dernières paroles à son lit de mort. Le nom du docteur Tribaudeau vivra dans la mémoire de tous ceux qui l'ont connu.

Tunis, janvier 1914.

LE VACCIN ANTIGONOCOCCIQUE

DE NICOLLLE ET BLAIZOT

(Travail de l'Institut Pasteur de Tunis)

INTRODUCTION

Le 24 novembre 1913, les docteurs Nicolle et Blaizot faisaient, à l'Académie des Sciences, la communication officielle de leur vaccin antigonococcique.

C'était le résultat de plusieurs années de recherches patiemment menées, que les auteurs exposaient en quelques lignes concises et claires. Il y a deux ans déjà, nous avons eu l'occasion d'appliquer, à l'Hôpital civil français, dans le service du docteur Lemanski, où nous étions interne, le premier vaccin préparé par les auteurs, et mis à notre disposition par notre ami, le docteur Blaizot. Depuis, nous avons suivi les différentes étapes qui ont marqué son perfectionnement, et le docteur Nicolle a bien voulu nous confier les consultations gratuites de l'Institut Pasteur, où les malades viennent se faire soigner depuis plus d'un an.

Nous n'avons pas l'intention d'exposer ici le résumé de tous les travaux qui ont été faits sur la question. Pareil sujet dépasserait de beaucoup les limites de notre travail, et d'ailleurs il vient d'être traité. Nous voulons seulement exposer ici les différentes étapes qui ont marqué la découverte de ce vaccin, et rapporter fidèlement les résultats qu'il a donnés jusqu'à ce jour.

Après une revue sommaire des expériences de bactério-thérapie de la blennorragie, expériences qui faisaient pressentir déjà quels résultats on pouvait espérer, nous aborderons l'étude du premier vaccin de MM. Nicolle et Blaizot.

Quelques résultats avaient été déjà obtenus avec une culture vivante, instable et toxique. Ce n'était là qu'un premier pas. Toutefois, ces résultats avaient leur valeur ; nous citerons quelques cas heureux et malheureux, mais sans nous y attarder.

Déjà, cherchant à atténuer la toxicité du vaccin, les auteurs s'étaient adressés à un vaccin sensibilisé ; les résultats, nuls dans nombre de cas, se montraient déjà plus favorables, le vaccin était d'un maniement plus facile, et les réactions paraissaient moins violentes. Il nous a paru intéressant, là encore, de rapporter quelques observations.

Malgré tout, l'emploi de ce vaccin restait limité par suite de son instabilité, d'une part, de sa toxicité, de l'autre. Ce n'est qu'après la préparation d'un vaccin stable et atoxique, que l'expérimentation put se faire sur une grande échelle. Des envois furent faits à différents médecins et des observations recueillies de tous côtés. Son innocuité permit de l'appliquer aux malades de la consultation gratuite, qui vinrent en foule, le traitement ne les obligeant pas à interrompre leurs occupations.

Ce sont surtout les résultats obtenus avec ce dernier vaccin que nous avons l'intention de rapporter. Nous les diviserons en sept catégories, ainsi qu'il suit :

1° Uréthrites aiguës ou chroniques ;
2° Cystites, prostatites ;
3° Orchites ;

4° Rhumatismes ;

5° Complications oculaires ;

6° Complications chez la femme ,

7° Complications rares.

Nous réunirons enfin dans une statistique tous les cas que nous avons pu traiter par nous-même, et terminerons en indiquant quel est, à l'heure actuelle, l'état de la question, quels sont les résultats que l'on est en droit d'attendre, nous semble-t-il, de cette méthode et, partant, quelles nous paraissent être ses indications.

Nous tenons à remercier encore une fois le docteur Nicolle et notre ami, le docteur Blaizot, qui ont bien voulu nous remettre toutes leurs observations, ainsi que ceux qui nous ont fait parvenir celles qu'ils avaient pu recueillir.

I

Aperçu sommaire

SUR LA BACTÉRIOTHÉRAPIE GONOCOCCIQUE

Si la bactériothérapie reconnaît comme ancêtre la vaccination Jenneriènne, il fallut les travaux de Pasteur pour
donner l'explication scientifique de la question: et c'est à
Wright que revient l'honneur d'avoir découvert le mode d'action des vaccins, dans la communication célèbre qu'il fit en
1903, à la Société Royale de Londres. Il semblait, dès lors,
que la méthode dût donner des résultats certains et, de toutes
parts, on se lança dans la bactériothérapie. La blennorragie
est une des infections qui suscita le plus grand nombre
d'essais, souvent infructueux, il faut bien le reconnaître.

La notion d'une septicémie gonococcique était admise, encore que les progrès de la bactériologie n'eussent pas permis
de pratiquer des hémocultures, seul moyen de diagnostic
scientifique de l'infection.

Une première question s'imposait : pouvait-on se contenter des stock vaccins, ou bien était-il nécessaire de s'adresser
aux vaccins autogènes. 'Les vaccins autogènes, c'est-à-dire
obtenus par culture du microbe du malade lui-même, paraissaient, à première vue, devoir donner des résultats de beaucoup supérieurs, étant donné la spécificité des antigènes vis-
à-vis des microbes.

Malheureusement, si le vaccin autogène semblait le plus
conforme aux théories, il était d'une application beaucoup
plus difficile: il nécessitait, pour chaque malade, un vaccin
spécial, la méthode restait l'apanage d'un nombre restreint de
médecins, ayant des connaissances bactériologiques très étendues et une installation souvent impossible à réaliser. Très
rapidement, la question fut tranchée : les travaux de Irons
Whitemore, de Eyre et de Stewart démontrèrent que le
gonocoque pouvait être attaqué par les stock vaccins et qu'il

n'était pas besoin de vaccins autogènes. La plupart de leurs travaux furent faits avec le concours de stock vaccins. Les stock vaccins auxquels les auteurs s'adressaient étaient des vaccins de Wright. Voici comment celui-ci obtenait son vaccin :

Après avoir isolé le gonocoque, il le repiquait et en faisait une culture sur sérum ascite ; il le retirait au bout de 20 heures et ensemençait un tube de 2 cm. 3 environ d'eau physiologique, additionnait de quelques gouttes de lysol à 0,25 %. Après avoir soumis le tube à une agitation violente pour homogénéiser le contenu, le dosage des bactéries était fait par comparaison avec les globules rouges ; puis, la dilution convenable étant obtenue, il chauffait la solution à 56° pendant une heure, à 24 heures d'intervalle. La culture ainsi tuée par la chaleur, était alors prête à être injectée. Les auteurs concluaient que, dans tous les cas, l'on pouvait parfaitement commencer le traitement par du stock vaccin, en attendant la préparation du vaccin autogène ; certains cas d'ailleurs semblaient leur donner raison. Des manifestations de l'infection gonococcique qui paraissaient absolument rebelles au stock vaccin, cédaient aussitôt que l'on employait du vaccin autogène. Ces cas devaient certainement rentrer dans la catégorie des infections mixtes. En effet, on a souvent trouvé dans l'écoulement uréthral des microbes associés Rousseau décrivant, en 1905, le « microccus fallax », qui ressemblait fort au gonocoque, mais qui prenait le Gram, était plus gros, plus trapu, plus arrondi. Cette constatation est du plus grand intérêt, car nous verrons, en étudiant le vaccin des docteurs Nicolle et Blaizot, que, eux aussi, ont trouvé et cultivé un microbe analogue au gonocoque, co-existant avec lui dans les écoulements.

Quoi qu'il en soit, Eyre et Stewarts publiaient, en 1909, dans *The Lancet*, une statistique encourageante sur le traitement des infections gonococciques avec les stock vaccins de

Wright. Ils notaient une réaction fébrile, avec augmentation des symptômes, correspondant à la baisse de l'indice opsonique, puis une amélioration souvent très marquée correspondant à son ascension ; généralement, la guérison demandait de cinq à six semaines ; cependant, ils notèrent quelques guérisons exceptionnellement rapides, survenues en quinze jours. Tous ces essais s'adressaient aux complications de la blennorragie ; l'écoulement en lui-même ne paraissait pas influencé. Même Aronstam, Brück, Shropshire se prononcent contre la vaccinothérapie dans la blennorragie chronique.

Les doses dont se servaient les auteurs étaient de 50 millions environ ; certains auteurs, en Amérique, devant la grande accoutumance que l'organisme présentait vis-à-vis des vaccins, augmentèrent les doses : c'est ainsi que Ballenger, Irons, Loxton vont jusqu'à injecter 500 millions de gonocoques, après avoir débuté par des doses assez faibles (de 50 à 100 millions) ; mais ils expérimentent surtout les vaccins de Wright dans les vulvo-vaginites. Hamilton et Cooke réunissent une statistique de 60 cas ; 30 sont traités par les méthodes habituelles et leur donnent 8 guérisons. Les 30 autres, par les vaccins, donnent 18 guérisons. Nous verrons qu'à l'heure actuelle, en ce qui concerne les complications, ces résultats sont de beaucoup dépassés.

Il faut remarquer que tous ces auteurs notent, même en cas d'insuccès, une sédation de la douleur très marquée et très rapide, survenant 48 heures après l'injection. Les résultats concordent entièrement avec ceux que nous avons eus. Brück, se servant, à la clinique du professeur Neisser, d'un vaccin préparé par lui-même, « l'arthigon », obtient, dans les arthrites, 93 % de bons résultats.

Dans les cas graves, enfin, Dieulafoy signale, dans ses cliniques, un cas de septicémie gonococcique généralisée (*Presse Médicale*, mai 1909) ; le malade, dont l'hémoculture fut positive, présenta une endocardite végétante avec un souffle très caractéristique, puis une broncho-pneumonie, avec examen des crachats également positif. Le vaccin de Wright fut appliqué et le malade guérit.

On peut voir, par ces quelques exemples, que la bactériothérapie gonococcique compte déjà à son actif, quelques succès incontestés. Nous n'envisageons pas la question des sérums : sérum antigonococcique ou sérum antiméningococcique, dont la thèse du docteur Salles, de Lyon (novembre 1913) donne une étude approfondie. Ces méthodes ont également donné des résultats, moins bons cependant que la vaccinothérapie.

Cette dernière méthode comportait cependant un gros inconvénient : c'étaient les réactions violentes qui se produisaient après chaque injection de vaccin. Pour obvier à cet inconvénient, Besredka eut l'idée d'employer des vaccins sensibilisés, c'est-à-dire contenant en même temps que les corps microbiens, des anticorps provenant du sérum d'un animal immunisé par des inoculations successives de gonocoques. Il observa que la fixation de l'anticorps sur le microbe donnait une combinaisons stable, qui n'était pas détruite par les lavages à l'eau physiologique ; ce sont ces microbes qui ont attiré vers eux l'anticorps du sérum, qui sont imprégnés, teints pour ainsi dire, de ce qu'on appelle fixateur ou sensibilisatrice spécifique qui forment le vaccin sensibilisé.

Malheureusement, si, en théorie, un tel vaccin devait être atoxique, l'endotoxine microbienne étant pour ainsi dire neutralisée par l'anticorps, il n'en va pas de même dans la pratique et généralement on observe une réaction fébrile qui se produit de 4 à 6 heures après l'injection.

Les résultats, nuls dans les uréthrites, ont été bons dans les complications.

Un autre inconvénient de ce vaccin sensibilisé est la nécessité où l'on se trouve d'injecter la culture vivante, ce qui limite considérablement le champ d'action. On voit donc que le problème de la vaccinothérapie restait toujours posé avec ses deux conditions essentielles pour qu'une expérimentation prolongée et généralisée fût possible : avoir un vaccin stable et atoxique. Si les vaccins de Wright étaient stables jusqu'à un certain point, la chaleur qu'il employait pour tuer le microbe ne mettait pas celui-ci à l'abri d'une autolyse ultérieure, il était, en revanche, très toxique ; celui de Besredka présentant une toxicité moindre était, en revanche, très instable, puisque vivant.

Que conclure de ce court exposé sur les recherches effectuées au sujet de la vaccinothérapie antigonococcique ? Tout d'abord, la possibilité d'utiliser un vaccin autre qu'un vaccin autogène, et le gage assuré de son efficacité dans certains cas ; mais, pour que la méthode puisse entrer dans la pratique courante, et par cela même se perfectionner, s'enrichir d'observations nouvelles, il fallait résoudre les deux problèmes suivants :

1° Avoir un vaccin stable ;
2° Qu'il fût atoxique.

Ces deux conditions primordiales sont remplies par le vaccin des docteurs Nicolle et Blaizot ; ce n'est pas à dire qu'il représente le dernier mot de la vaccinothérapie, ses résultats surprenants dans certains cas sont encore incertains ou nuls dans d'autres, mais il a permis à la méthode d'entrer dans la pratique courante, c'est beaucoup.

II

LES PREMIERS VACCINS

DES

Docteurs NICOLLE et BLAIZOT

1° Vaccin vivant, — Mode de préparation, — Observations, — Urethrites, — Orchites, — Conjonctivites. — Résultats.

2° Vaccin vivant, — Sensibilité, — Mode de préparation, — Observations, — Urethrites, — Orchites, — Conjonctivites, — Résultats.

Il nous a paru intéressant de suivre, au cours de ses différentes étapes, le vaccin des auteurs et les tentatives, souvent rebutantes, qui ont abouti à la découverte d'un vaccin stable et atoxique. C'est par une série de transformations successives, patiemment étudiées et renouvelées, que ce résultat fut acquis. C'est en novembre 1912 qu'il nous a été donné d'étudier, pour la première fois, dans le service du docteur Lemanski, à l'Hôpital français de Tunis, les effets du vaccin antigonococcique. C'était le premier vaccin, — vaccin toxique et d'une application difficile, car il fallait l'utiliser dans les 24 heures ; cependant, déjà, malgré les inconvénients qu'il présentait, les malades n'ont pas hésité à se soumettre à ce traitement particulièrement pénible, après avoir constaté la ténacité désespérante avec laquelle récidivait cette affection.

A ce moment, le vaccin était constitué de la façon suivante :

Il s'agissait d'une culture pure de gonocoque, datant de 24 heures, culture sur gélose et sérum de lapin. Elle était émulsionnée dans l'eau physiologique, puis centrifugée ; le culot était lavé plusieurs fois dans cette même solution, puis émulsionné dans le liquide. La culture fraîche était alors inoculée par la voie intraveineuse, à raison de cinquante mille gonocoques par injection ; cependant, si faible que fut cette dose, elle produisait des réactions extrêmement vives. Nous eûmes l'occasion de soigner, de cette façon, un infirmier atteint d'une orchite blennorragique et qui guérit assez rapidement. Plusieurs cas d'ophtalmie furent également traités avec succès. Toutefois, cette méthode avait de nombreux inconvénients : celui d'exiger une culture fraîche de 24 heures, qu'il fallait utiliser de suite, et, en plus, une réaction fébrile extrêmement marquée.

Nous ne citerons comme malades traités par ce premier vaccin, que notre infirmier, F. F..., 20 ans, dont nous transcrivons ici l'auto-observation :

« Ma première blennorragie date de mai 1912 ; elle fut traitée par du santal ; au douzième jour, je commençai de grands lavages chauds au permanganate à 0,25 pour mille, répétés tous les deux jours. L'écoulement parut diminuer au bout du cinquième lavage : je n'avais plus que quelques rares apparitions de goutte au réveil. Or, quelques mois après, vers la fin octobre, par suite d'un coït suspect, je contractai une seconde fois la blennorragie. Je ne puis dire si c'était un nouvel écoulement, ou bien une rechute. Quoi qu'il en soit, je recommençai le même traitement, quand, à la suite des grands lavages, le 11 novembre, une orchite droite se déclara ; des applications de glace la firent disparaître en une quinzaine de jours, lorsque, quatre jours après, je ressentis à nouveau des douleurs dans le testicule gauche, mais beaucoup plus violentes ; j'ajouterai que je suis porteur d'une varicocèle gauche, qui avait été opéré en 1911, mais qui est revenu par la suite. J'avais donc une inflammation du cordon et du canal déférent, suivie d'une épididymite très accentuée ; au toucher, au gros noyau induré, douleurs assez vives dans le testicule, bourses très tendues. »

C'est dans cet état que, le 4 décembre, nous pratiquons, avec le docteur Blaizot, la première inoculation intraveineuse. A ce moment, on notait une funiculite très marquée, le canal déférent était de la grosseur d'un crayon, l'épididyme considérablement augmenté de volume et douloureux.

La réaction se traduisit par un grand frisson, suivi de vomissements, tandis que la température atteignait, deux heures après, 39°8. Six heures après, une transpiration abondante marquait la fin de la fièvre, qui avait évolué comme un accès paludéen.

Le lendemain, nouvelle poussée thermique, plus légère, cette fois (38°2), se produisait, sans frissons ni vomissements ; on pouvait déjà noter une forte amélioration de l'épididymite ; pas de modifications de l'écoulement.

Le 6 décembre, seconde injection intraveineuse. Réaction moins violente ; l'épididyme a considérablement diminué ; on ne trouve plus que deux noyaux, l'un à la tête, l'autre à la queue, très peu douloureux.

Le 9 décembre, troisième injection. La dose a été doublée. Réaction violente ; 40° deux heures après. La douleur testiculaire spontanée a complètement disparu. Il reste à peine une légère douleur à la pression.

14 décembre. — Le malade a demandé à se lever et à reprendre son service ; malgré nos avis, il persiste à circuler.

11 janvier 1913. — Rechute de l'épididymite, qui disparaît rapidement à la suite d'une nouvelle injection ; cette fois, afin d'éviter cette fièvre, on donne un cachet de pyramidon de 0 gr. 30.

18 janvier. — Le malade est complètement rétabli. Il subsiste un noyau très dur à la tête de l'épididyme, mais complètement indolore ; quant à l'écoulement, il persiste sous forme de goutte incolore, le matin ; cette goutte ne renferme pas de gonocoques et a disparu au bout de quelques semaines complètement, avec des injections d'huile iodée.

Nous constatons, dans cette observation, une amélioration rapide ,mais au prix de réactions extrêmement vives. L'orchi-épididymite a évolué en cinq jours, du 4 au 9; une rechute, due à l'imprudence du malade, dure à peine deux jours ; les résultats sont donc favorables à ce point de vue.

Au point de vue de l'écoulement, il y a une diminution qui

peut être mise sur le compte du repos absolu et du régime sévère. Cependant, la goutte a persisté et n'a disparu que plus tard.

Il y avait donc là un résultat, mais aux dépens d'une réaction extrêmement vive ; cherchant à perfectionner la méthode. les auteurs s'adressèrent à un vaccin sensibilisé, suivant la méthode de Besredka. Ils procédèrent donc de la façon suivante :

En s'adressant à l'âne, ils obtinrent tout d'abord un sérum antigonococcique ; l'animal en question recevait tous les deux jours, pendant trois mois, des doses successivement croissantes de cultures de gonocoques lavés et émulsionnés dans l'eau physiologique

Au centième jour du traitement, l'âne fut saigné et son sérum conservé pour les essais de vaccin sensibilisé. Les gonocoques ayant été lavés, comme il a été dit, on joignait à l'émulsion microbienne, obtenue en diluant dans quinze centimètres cubes d'eau physiologïque le culot de centrifugation, trois centimètres cubes de sérum antigonococique. Le mélange était porté à l'étuve à 37°, pendant quatre heures, puis les gonocoques, centrifugés à nouveau, étaient débarrassés de toute trace de sérum et remis en suspension dans l'eau physiologique.

Le vaccin ainsi préparé et toujours vivant était injecté le jour même, suivant la même technique et le même dosage (50.000 gonocoques par millimètre cube).

Théoriquement, la sensibilisatrice du sérum antigonococique avait dû se fixer sur l'endotoxine microbienne et les réactions violentes qu'on observait avec la méthode précédente n'auraient pas dû se produire. Cependant, la réalité vint infirmer ce raisonnement et il en fut tout autrement en pratique.

Au même moment, Cruveilher, qui s'était servi avec succès d'un vaccin sensibilisé de Besredka, préparé suivant une méthode analogue, obtenait de bons résultats, mais avec une réaction fébrile assez importante.

Les résultats ont été surtout frappants dans l'orchite et dans le rhumatisme, ainsi qu'on peut s'en rendre compte par la thèse de M. Malleterre.

Nous n'avons pas recueilli d'observations concernant des rhumatismes ; par contre, nous avons eu un certain nombre de conjonctivites et quelques orchites. Nous citerons également un cas de métro-salpingite qui fut traité par ce vaccin sensibilisé. Nous n'avons pas un nombre suffisant d'observations pour établir une statistique avec ce vaccin, sensibilisé, aussi, serons-nous très brefs.

Observation 1

S. A..., 25 ans.

Uréthrite chronique, goutte le matin, présence de gonocoques.

7 injections intraveineuses de vaccin sensibilisé, à doses croissantes. Réactions violentes ; pas de traitement adjuvant ; pas de résultats.

Observation 2

G. V..., 32 ans

Uréthrite chronique, datant de six mois, écoulement abondant, présence de gonocoques.

16 injections intraveineuses de vaccin sensibilisé ; même technique qu'en avril 1913. Réactions violentes ; pas de traitement adjuvant ; disparition de l'écoulement, mais le malade n'a pas été suivi.

OBSERVATION 3

S. D..., 21 ans.

Uréthrite subaiguë, écoulement abondant, gonocoques.

16 injections (avril 1913) ; réactions violentes ; instillations de protargol au 100° ; disparition de l'écoulement, persistance d'une goutte avec filaments.

OBSERVATION 4

N. S..., 19 ans.

Uréthrite subaiguë, écoulement abondant, gonocoques.

20 injections intramusculaires (avril-mai 1913); peu de réactions ; instillations au protargol ; pas de résultats.

OBSERVATION 5

G. C..., 35 ans.

Uréthrite aiguë, écoulement abondant, gonocoques.

11 injections intraveineuses (avril 1913) ; réactions assez marquées ; instillations de protargol à 1/100 ; disparition de l'écoulement, mais persistance de filaments dans l'urine.

OBSERVATION 6

M. A..., 25 ans.

Uréthrite aiguë, écoulement abondant, nombreux gonocoques.

5 injections intraveineuses ; lavages au protargol à 1/100° ; diminution de l'écoulement ; pas de disparition complète.

Observation 7

M. F..., 24 ans.

Uréthrite aiguë, nombreux gonocoques.

16 injections quotidiennes intraveineuses. Lavages d'argyrol à 1/100 ; pas de résultats ; réactions violentes d'abord, puis accoutumance relative.

Observation 8

D. B..., 24 ans.

Uréthrite chronique, goutte matinale, pas de gonocoques.

Injections sous-cutanées (avril 1913) ; améliorations, mais il y a été fait simultanément des instillations de protargol.

Observation 9

S. J..., 27 ans.

Uréthrite subaiguë (2 mois), écoulement abondant, présence de gonocoques.

16 injections intramusculaires sans violentes réactions (avril-mai 1913) ; instillations de protargol, puis grands lavages au permanganate à 0,25 pour 1.000 ;améliration ; disparition de l'écoulement, persistance dune goutte aseptique.

Observation 10

S. A..., 21 ans.

Uréthrite aiguë (8 jours), écoulement abondant, nombreux gonocoques.

16 injections intramusculaires ; échec complet.

Observation 11

P. F..., 23 ans.

Uréthrite chronique, datant de dix mois, gouttes le matin, gonocoques.

7 injections intraveineuses (avril-mai 1913) ; disparition des gonocoques, mais persistance d'une goutte aseptique.

Observation 12

S. S..., 23 ans.

Uréthrite chronique, datant d'un an, goutte matinale abondante, nombreux gonocoques.

16 injections intramusculaires (mai- juin 1913) ; réactions violentes aux premières ; traitement adjuvant protargol, puis formol, puis permanganate, disparition de l'écoulement.

Nous bornerons ici cette énumération, qui deviendrait fastidieuse ; les résultats ne sont pas appréciables ; d'une part, les observations 5, 6, 7 et 10, relatant des uréthrites aiguës, nous donnent seulement deux cas d'amélioration, mais sans guérison complète. Les filaments ont persisté dans les urines (obs. 5) ; l'amélioration obtenue dans le cas du n° 6 peut être attribuée aux lavages de protargol ; la goutte a persisté, et la blennorragie a suivi son cours, un peu abrégé cependant.

D'autre part, les uréthrites chroniques ont donné des améliorations, voire même la disparition de la goutte purulente, mais il subsistait une écoulement aseptique, indiquant des lésions incomplètement cicatrisées ; l'épreuve de la bière, ni celle d'une uréthrite chimique entièrement aseptique, n'ayant été faite, ni d'une, ni l'autre, on ne peut donc affirmer la guérison. De même, dans l'obs. 2, la disparition de la goutte a été obtenue, mais le malade non suivi. Dans l'obs. n° 3, enfin, la guérison a été obtenue, mais la variété et la multiplicité des antiseptiques employés permettent de se demander quelle part revient au vaccin dans cette cure.

Au point de vue des réactions vaccinales, nous avons toujours observé leur présence, un peu atténuée, il est vrai, quand le vaccin était injecté par la voie intramusculaire.

Mais si, maintenant, nous examinons les effets du vaccin dans les complications, nous aurons des résultats beaucoup plus certains. En effet, aucun traitement adjuvant n'a été fait, et l'amélioration ou la guérison remarqués ont tellement tranché sur l'évolution normale de la maladie, que l'action devient manifeste.

OBSERVATION 1

R. J.... 19 ans.

Blennorragie datant d'un mois. Ecoulement abondant. Orchite droite
depuis hier.

On commence le traitement le 10 février 1913, par deux gouttes de vaccin sensibilisé intraveineux.

Le 12, la réaction a été peu appréciable, le gonflement a beaucoup augmenté, depuis hier : six gouttes intraveineuses.

Le 14, réaction vive ; le testicule est toujours aussi gros, mais la douleur a beaucoup diminué ; l'écoulement lui-même semble avoir légèrement rétrocédé ; huit gouttes intraveineuses, légère réaction.

Le 19, grosse amélioration ; le testicule a diminué de moitié, l'écoulement a presque disparu: dix gouttes intraveineuses ; on administre en même temps 0 gr. 50 de pyramidon ; pas de réaction.

Le 24, persistance du mieux, mais l'écoulement a repris ; on fait douze gouttes intraveineuses, 0 gr. 50 de pyramidon ; pas de réaction, un peu de fièvre seulement.

Le 3 mars, toute douleur a déjà disparu, depuis longtemps ; on sent seulement un noyau à la tête de l'épididyme ; on injecte douze gouttes intraveineuses avec pyramidon ; il ne se produit qu'une réaction légère.

On fait encore quatre injections, mais sous-cutanées cette fois, qui ne provoquent qu'une réaction locale, peu marquée ; on commence les instillations d'argyrol à 1/100°, le 25 mars, et l'écoulement finit par disparaître le 8 avril.

OBSERVATION 2

Mabrouk-ben T., 45 ans

Blennorragie depuis 12 ans, écoulement abondant, orchite gauche depuis 15 jours, nombreux gonocoques dans l'écoulement.

On commence le traitement le 22 mars par une injection de deux gouttes de vaccin sensibilisé sous-cutané ; légère réaction fébrile.

Le 25, amélioration notable du testicule, qui a presque repris son volume normal ; la douleur spontanée a disparu ; six gouttes sous-cutanées, réaction ; le 29, persistance du mieux, disparition de la douleur provoquée ; on injecte dix gouttes.

On fait encore trois injections sous-cutanées jusqu'à la date du 10 avril. Le testicule est redevenu entièrement normal ; on ne sent pas de noyau net ; seulement, un épaississement de l'épididyme. On fait des lavages de Protargol et l'écoulement diminue, pour disparaître bientôt complètement.

OBSERVATION 3

D. M..., 30 ans

Blennorragie avec arthrite tibio-tarsienne, il y a six mois ; écoulement persistant ; apparition d'une orchite droite au vingtième jour du traitement.

Le malade avait subi cinq injections sous-cutanées à doses progressivement croissantes et une légère amélioration se produisait, quand soudain, le 2 avril, le malade niant tout excès, tout rapport et toute imprudence, l'écoulement reparaît plus abondant que jamais, en même temps que se déclare une orchite droite ; on fait, à cette date, une sixième injection, mais intraveineuse, cette fois, de huit gouttes de vaccin sensibilisé ; forte réaction fébrile.

Le 4, l'écoulement ne paraît pas influencé, mais les douleurs ont complètement disparu, le testicule n'a pas changé de volume. Il est uniformément tendu et douloureux, ainsi que l'épididyme ; la palpation ne permet d'isoler aucun noyau. Il paraît congestionné en masse, uniformément rénitent ; on isole difficilement l'épididyme, qui paraît faire partie intégrante du testicule. On fait 10 gouttes intraveineuses ; réaction violente.

Le 7, diminution marquée de l'orchite ; le volume du testicule s'est réduit considérablement ; on fait 8 gouttes intraveineuses ; la réaction se produit, mais moins forte.

Le 11, le testicule est de nouveau tendu et douloureux ; 8 gouttes intraveineuses ; peu de réaction.

Le 19, disparition complète des phénomènes douloureux et de la congestion testiculaire ; on ne trouve aucun noyau induré.

Le malade continue à se faire traiter pour son écoulement ; il reçoit encore 7 injections intraveineuses, mais avec des instillations au protargol à 1/100e ; la guérison de l'écoulement paraît obtenue d'une façon définitive, le 7 mai.

Nous venons de relater trois cas d'orchites traitées par le vaccin sensibilisé ; nous n'avons pu en recueillir beaucoup d'une façon complète ; cependant, l'étude de ces trois cas peut nous fournir quelques données intéressantes.

Tout d'abord, l'efficacité de la vaccinothérapie est ici certaine, ceci n'est point une chose nouvelle, et les statistiques de tous les auteurs qui ont essayé la méthode le prouvent.

Nous verrons d'ailleurs plus tard, dans notre statistique

personnelle, que ce sont les cas d'orchite qui, avec les conjonctivites, nous ont donné les meilleurs résultats.

Un premier fait que nous avons observé d'une façon courante est que la douleur disparaît très rapidement, la douleur spontanée tout au moins. Ce fait, observé par Aronstam dans un iritis blennorragique, a été retrouvé par Brück, utilisant son vaccin « l'Arthigon », et Mainini a même fait de ce signe un signe de diagnostic différentiel dans le cas d'une arthrite dont l'origine était douteuse. Même dans le traitement par l'application d'une vessie de glace en permanence, nous n'avons obtenu une sédation aussi rapide de la douleur qu'avec l'emploi du vaccin.

L'évolution de l'orchite nous paraît également influencée d'une heureuse façon dans l'observation 1 ; la durée de la maladie a été de neuf jours, au bout desquels le testicule n'étant plus du tout douloureux, était presque redevenu normal. L'observation 2 est encore plus démonstrative. Une orchite datant de quinze jours, aussi douloureuse qu'au premier, a disparu en l'espace de sept jours. Quant à l'observation 3, elle nous arrêtera un peu plus longtemps. Tout d'abord, il est à remarquer que le malade suivait ce traitement depuis vingt jours et avait reçu cinq injections intramusculaires de vaccin quand l'orchite se déclara, sous une cause qui n'a pu être établie exactement. Ceci semble dénier tout pouvoir préventif du vaccin, mais il est à remarquer la manière dont évolua cette orchite, qui fut, à proprement parler, une congestion intense du testicule et de l'épididyme, mais sans noyau nettement localisé ; la guérison s'est effectuée sans laisser un seul noyau, malgré deux poussées fluxionnaires, si l'on peut s'exprimer ainsi.

Un dernier point à signaler est que l'écoulement parut aussi être influencé par cette médication, et nous avons pu constater le fait à plusieurs reprises : les malades atteints d'une complication quelconque et traités pour cette complication guérissaient également beaucoup mieux de leur uréthrite que les autres, chez qui celle-ci ne s'accompagnait d'aucune autre localisation de l'infection. Nous ne voyons comme explication que l'hypothèse suivante : il est probable que les sujets ayant fait des complications, soit de voisinage, telles que orchites, cystites, ou éloignées, telles que rhumatisme, fabriquent en plus grande quantité des anticorps. Le coup de fouet donné par le vaccin serait plus efficace dans ces cas là et stimulerait un organisme déjà en défense.

Ceci n'a que la valeur d'une simple hypothèse, et cest à ce titre uniquement que nous la formulons.

Nous relaterons maintenant l'observation d'une métrite du col, non vaginite, uréthrite et cystite blennorragique, dans laquelle le gonocoque a été trouvé sur le col lui-même et dont l'origine n'est pas douteuse.

M. C..., 25 ans

Blennorragie depuis quinze jours, pertes blanches, cystite, douleurs dans le bas-ventre ; 7 injections ; guérison.

La malade se présente avec des mictions fréquentes et douloureuses et des douleurs dans le bas-ventre, principalement au-dessus du pubis.

Le toucher permet de reconnaître un col gros et très douloureux. Les culs-de-sac sont souples et les trompes non perçues ; l'examen au spéculum montre un col fortement congestionné et des pertes visqueuses blanc verdâtre s'écoulent en bavant de l'orifice externe. L'examen microscopique (Gram) y décèle, avec de nombreux éléments microbiens, le gonocoque. Le méat est rouge et œdématié ; la pression profonde ramène une goutte de pus crémeux. Les urines sont troubles et contiennent quelques filaments.

On commence le traitement le 14 mars, par une injection sous-cutanée de trois gouttes de vaccin ; on fait concurremment des injections vaginales de permanganate.

22 mars : six gouttes de vaccin sous-cutané ; légère réaction.

24 mars : la malade accuse une grosse amélioration ; plus de douleurs dans le bas-ventre ; les mictions sont devenues beaucoup moins fréquentes et ne sont plus douloureuses ; enfin, les pertes blanches sont réduites à presque rien ; huit gouttes sous-cutanées.

29 mars : disparition complète des douleurs ; il existe encore quelques pertes, mais blanches ; dix gouttes sous-cutanées.

2 avril : les douleurs ont un peu réapparu au moment de la miction ; les pertes n'ont pas augmenté et se maintiennent blanches ; on fait trois gouttes intraveineuses ; réaction fébrile assez marquée.

9 avril : disparition des douleurs ; le col est redevenu entièrement normal ; toujours quelques pertes blanches ; on fait six gouttes intraveineuses.

15 avril : la malade déclare aller tout à fait bien ; l'urèthre est également redevenu normal ; il ne présente plus trace d'écoulement ; on fait huit gouttes intraveineuses.

27 avril : la malade cesse tout traitement, sauf des injections vaginales au permanganate ; elle n'est pas revenue depuis. On n'a pas fait un autre examen bactériologique.

De cette observation on peut conclure à l'efficacité de la méthode contre les phénomènes douloureux et tous les phénomènes de vulvo-vaginite ; la question doit être réservée pour ce qui est de l'écoulement.

Il est maintenant une autre complication de la blennorragie, que nous avons eu l'occasion de traiter avec le vaccin sensibilisé. Nous voulons parler de la conjonctivite blennorragique. C'est un des cas où le vaccin sensibilisé a donné les plus beaux résultats déjà, avant l'emploi du vaccin stable et atoxique que nous étudierons plus loin.

OBSERVATION 1

Hassen H..., 29 ans

Blennorragie subaiguë, conjonctivite double, cornées complètement dépolies et ulcérées.

On commence le traitement le 12 mars. A ce moment, on a une congestion considérable des deux conjonctives, des douleurs assez tolérables mais un écoulement de pus abondant ; six injections sous-cutanées sont pratiquées du 12 au 14 mars, à doses progressivement croissantes ; à ce moment, l'œdème a disparu, ainsi que la rougeur des conjonctives ; plus trace d'écoulement purulent. Il persiste un peu de photophobie et un peu de dépoli de la cornée.

OBSERVATION 2

Francesco M..., 10 jours

Conjonctivite double d'origine gonococcique depuis 4 jours.

On commence le traitement le 17 mars : deux gouttes sous-cutanées répétées, à doses de 4 à 6 gouttes tous les deux jours.

A la troisième injection, grosse amélioration ; le 26 mars, la guérison paraît complète ; les renseignements manquent sur la réaction que l'enfant a pu présenter à chaque piqûre.

Nous n'insisterons pas sur cette complication, les observations étant très démonstratives par elles-mêmes ; nous aurons d'ailleurs l'occasion de citer plusieurs cas heureusement influencés par le dernier vaccin et dont les observations sont dues à l'obligeance du docteur Cuénod, de Tunis. Remarquons seulement qu'on s'adressait dans l'observation 2 à un nouveau-né de dix jours, et que là dose a été très minime : de 2 à 6 gouttes.

En résumé, si nous considérons les résultats obtenus déjà par ce vaccin, nous pourrons conclure :

1° Qu'il donne des réactions presque aussi violentes que le premier vaccin non sensibilisé, mais que l'accoutumance se fait ;

2° Ces réactions se produisent surtout quand l'injection a été poussée par la voie intra-veineuse ;

3° Les résultats sont nuls dans l'uréthrite, mais déjà appréciables dans les différentes complications que nous avons eu l'occasion de traiter.

III

LE VACCIN ACTUEL « LE DMÈGON »

A. Mode de préparation. Le synocoque. Manuel opératoire. Technique que nous avons employée.

B. Observations : 1° Uréthrites ; 2° Cystites prostatites ; 3° Orchites ; 4° Rhumatismes ; 5° Conjonctivites ; 6° Métrites, vulvites, salpingites ; 7° Complications rares.

C. Statistique personnelle Résultats.

Le 24 novembre 1913, les docteurs Nicolle et Blaizot don-
naient, à l'Académie de médecine, communication officielle
de leur vaccin en ces termes :

« Vivants, les virus et les cultures microbiennes constituent
les vaccins les plus actifs. S'il était possible de les conserver
dans l'état même où on les obtient dans les laboratoires, le
problème de la préparation des vaccins se trouverait singu-
lièrement simplifié ; or, un tel état est essentiellement tem-
poraire. Dans l'eau physiologique qui leur sert de véhicule,
certains microbes continuent à se multiplier. Tôt ou tard,
tous meurent, dégénèrent et s'autolysent ; un vaccin vivant
n'est donc pas un vaccin stable.

D'autre part, les procédés employés jusqu'à présent, pour
supprimer la vitalité des microbes (chaleur, éther, etc.) coagulent brutalement ceux-ci, et ne met pas leurs cadavres à l'abri
d'une autolyse ultérieure.

Supprimer la vitalité des microbes, en réduisant au mini-
mum leurs altérations, obtenir leur conservation, sous leur
forme originelle, telles sont les conditions qui nous ont paru
nécessaires à la préparation d'un vaccin.

Nous pensons qu'elles se trouvent remplies par l'emploi
des solutions fluorurées.Emulsionnées dans une solution de
fluorure de sodium à 7 p. 1000, les microbes meurent après
ds temps variables, suivant la température et l'espèce. Leur
altération est faible (Effront, puis Arthus et Huber ont montré
que les fluorures ne coagulent pas l'albumine) : d'autre part,
le fluorure s'opposant à l'autolyse, les cadavres microbiens
se conservent longtemps avec leurs formes et leurs réactions
tinctoriales.

La toxicité des vaccins constitue l'écueil principal à leur

emploi. Elle est particulièrement marquée en ce qui concerne le gonocoque. Vivant (qu'il ait été ou non sensibilisé) tué par l'éther ou la chaleur, ce microbe détermine une réaction violente. On peut l'atténuer dans une certaine mesure, en habituant le gonocoque à vivre sur des milieux privés de peptone et de plus en plus pauvres en sérum ; le séjour du microbe dans notre milieu conservateur amène encore une baisse de cette toxicité. Toutefois, la solution du problème fût demeurée en nos mains incomplète, si une aide inattendue ne nous était pas venue d'une autre part.

L'action inconstante des vaccins gonococciques ordinaires sur l'écoulement uréthral, nous avait conduit à rechercher si, dans le pus blennorragique il n'existait pas, à côté du gonocoque des bactéries associées jouant un rôle dans l'infection, et vis-à-vis desquelles il serait également utile de préparer un vaccin. Une de ces bactéries est particulièrement répandue, c'est un coccus très analogue au gonocoque, poussant de même façon sur la gélose du sang, mais s'en distinguant par son développement abondant sur les milieux sans sérum, par un pigment orangé et surtout parce qu'il se colore par la méthode de Gram.

Inoculé à l'homme, ce microbe ne provoque aucune réaction, et fait imprévu, il montre, vis-à-vis de la blennorragie la même action curative que les vaccins gonococciques. Ce qu'est ce microbe, nous l'ignorons, mais il semble bien, malgré ses réactions tinctoriales différentes, que sa spécificité d'action le rapproche du gonocoque.

Notre vaccin antignonoccique a bénéficié de ces différentes constatations. L'emploi du fluorure a permis d'obtenir un produit très analogue aux cultures vivantes et stables, le microbe associé que nous nommons synocoque, de réaliser un vaccin atoxique.

La technique de préparation est la suivante : sur le milieu bouillon de viande, 100 ; urée, 0,40 ; glucose, 2 ; phosphate d'ammoniaque, 0,05; sel marin, 1 ; agar, 1,5 ; auquel on ajoute par tubes, pour 5 cm⁹ du milieu un demi-centimètre cube de sérum de lapin ; on ensemence un gonocoque légitime, entraîné à vivre sur des milieux de plus en plus pauvres en sérum.

Après 24 heures, nous retirons nos cultures de l'étuve; elles sont émulsionnées dans une solution de fluorure de sodium à 7 p. 1.000, soumises séparément à des centrifugations et des lavages successifs, de façon à obtenir des microbes parfaitement isolés ; puis, mélangé dans les proportions de quatre parties de synocoques pour une partie de gonocoques, et le mélange titré à 500 millions de microbes par centimètre cube. Un séjour de 48 heures à la glacière suffit pour détruire la vitalité du microbe.

La dose vaccinale est d'un demi-centimètre cube. En raison de la causticité légère de la solution fluorurée, nous conseillons de diluer le vaccin, au moment de son emploi, dans un centimètre cube d'eau salée physiologique, et de pratiquer l'inoculation intramusculaire plutôt que sous-cutanée. A doses infiniment plus élevées (plusieurs milliards de microbes) le synocoque seul ne serait pas toxique. »

Cette communication, qui résume, dans sa concision sobre, deux années de recherches et plus, indique, d'une façon nette, le problème que s'étaient posé les auteurs et la façon dont il était résolu par eux. Il ne restait plus qu'à appliquer le vaccin sur une grande échelle, dans les cas les plus disparates, afin d'avoir une statistique assez considérable pour juger de ses effets.

La statistique que nous présentons ici comporte les observations que nous avons recueillies nous-même à l'Institut Pasteur, consultation gratuite, et à l'Hôpital Français, dans les services du docteur Lemanski et du professeur Braquehaye, nos chefs de service. Nous rapporterons ici tous les cas, favorables ou non, dans lesquels le traitement a été assez suivi pour qu'on puisse en tirer une conclusion. Le docteur Nicolle a bien voulu, d'autre part, nous communiquer les observations qui lui étaient adressées de tous côtés, par les médecins qui avaient pu appliquer son sérum. Nous n'utiliserons pas ces observations pour notre statistique, car elles n'indiquent pas la proportion de réussites et d'échecs rencontrés par leurs auteurs. Nous avons divisé nos observations suivant la nature de l'affection : uréthrites non compliquées, cystites, orchites, rhumatismes, ophtalmies, affections gynécologiques, et, enfin, complications rares.

La consultation de l'Institut Pasteur nous a fourni surtout des uréthrites, et les complications que nous avons eu l'occasion de traiter se trouvent en minorité: nous avons eu surtout orchites, rhumatismes, quelques métrites et une pyélonéphrite. Quoi qu'il en soit, nous avons procédé de la façon suivante : le traitement a été fait trois fois par semaine, ce qui représente environ une injection tous les deux jours.

Chaque fois que le malade nous paraissait en état de faire dans des conditions suffisamment propres, de grands lavages, nous les avons conseillés, suivant la vieille méthode, solution de permanganate à 0 gr. 25 pour un litre, à la température de 38 à 40 degrés, c'est-à-dire aussi chauds que le malade pouvait les supporter, trois fois par jour.

Malheureusement, ce traitemnt n'a pu toujours être institué, l'absence de toute notion, même élémentaire, nous ne dirons pas d'asepsie, mais de propreté parmi les Israélites et les Italiens, qui ont composé la majeure partie de notre clientèle nous a fait conseiller l'abstention, car les lavages auraient été une cause d'infection surajoutée. Nous avons vu un malade qui se servait de l'eau amené sur le chantier pour se faire des instillations à l'aide d'une petite poire en caoutchouc.

Dans certains cas, le malade ayant commencé un traitement par des instillations d'argyrol à 1/100e, et craignant de ne pas savoir faire les grands lavages, nous avons continué ce même traitement.

Les examens de pus ont été pratiqués aussi souvent que nous avons eu la possibilité de le faire ; malheureusement, la grande quantité de malades se présentant avec un écoulement intermittent, ou seulement une goutte matinale, ne sachant pas la recueillir fait que, dans bien des cas, l'examen n'a pu être fait systématiquement.

Nous n'avons considéré comme guéris que les malades qui, après l'ingestion de bière et d'alcool, dans de notables proportions, ne présentaient aucune récidive ; malheureusement peu d'entre eux sont revenus nous donner de leurs nouvelles, beaucoup sont partis et ce n'est que par des collègues attirés par la guérison de ces derniers que nous avons pu savoir l'heureux résultat.

Nous avons réservé un certain nombre de cas, dans lesquels le traitement a été suivi pendant trop peu de temps (une injection ou deux seulement).

Notre statistique commence au mois d'août 1913, elle s'arrête au 1er janvier 1914. Une quarantaine de malades sont encore en traitement à l'heure actuelle.

1º URÉTHRITES

OBSERVATION PREMIÈRE (*Personnelle*)

Mohammed ben A..., 28 ans, tirailleur

Uréthrite subaiguë datant du 29 juin écoulement abondant, nombreux gonocoques ; 6 injections ; disparition de l'écoulement.

On commence les injections de vaccin le 1er août, et on prescrit en même temps de continuer les grands lavages. Pas de réaction fébrile ; le 5 août, après trois injections, l'écoulement a disparu pendant la journée; il persiste une goutte blanchâtre aseptique le matin. Après 6 injections, le malade cesse tout traitement, sans avoir fait l'épreuve de la bière. Il persiste une goutte claire au réveil.

Observation 2 (*Personnelle*)

Boubaker ben M..., 39 ans

Uréthrite chronique, écoulement permanent mucopurulent, nombreux gonocoques; 7 injections; pas de résultat.

On commence ce traitement le 1er août, en y adjoignant les grands lavages au permanganate, pas de réaction.

Après 7 injections, échec complet, aucune modification. Le malade cesse le traitement.

Observation 3 (*Personnelle*)

K. I.., 20 ans, tirailleur

Uréthrite aiguë, écoulement verdâtre, épais, nombreux gonocoques; 8 injections; pas de résultat.

On commence le traitement le 10 août, aidé par les grands lavages, pas de réaction appréciable.

Le 26 août, après 5 injections, aucun résultat n'a été obtenu. Cessation du traitement.

Observation 4 (*Personnelle*)

Abdallah ben A..., 25 ans, tirailleur

Uréthrite aiguë, écoulement abondant, nombreux gonocoques; 6 injections; pas de résultat.

On commence le traitement le 26 août, avec adjonction de grands lavages au permanganate ; l'écoulement diminue d'abondance, mais le 8 septembre on retrouve encore des gonocoques. Cessation du traitement, le malade n'est pas revenu.

OBSERVATION 5 (*Personnelle*)

Naceur ben H..., 25 ans, tirailleur

Uréthrite subaiguë, écoulement permanent, nombreux gonocoques; 6 injections, disparition de l'écoulement.

On commence le traitement le 1er août avec adjonction de grands lavages au permanganate. Réaction nulle. Le 7 août, amélioration sensible ; il ne reste qu'une goutte au réveil, goutte blanche et filante au dire du malade. Le 14 août, disparition complète de la goutte, au dire du malade ; le canal exprimé ne montre aucune humidité anormale, aucun suintement. Le malade n'a pas fait l'épreuve de la bière.

OBSERVATION 9 (*Personnelle*)

Amor ben M..., 30 ans, tirailleur

Uréthrite subaiguë, écoulement permanent, nombreux gonocoques; 8 injections; amélioration sensible.

On commence le traitement le 1er août, avec adjonction de grands lavages au permanganate. A la quatrième injection, il ne subsiste plus qu'une goutte blanchâtre au réveil. Le 10 août, légère recrudescence de l'écoulement, qui réapparaît pendant la journée. Le 16 août, après la huitième injection, il subsiste encore une goutte filante au réveil. Le malade n'est pas revu.

OBSERVATION 10 (*Personnelle*)

Henri N..., 21 ans, employé de commerce

Uréthrite aiguë, écoulement abondant, nombreux gonocoques; 6 injections;
amélioration.

On commence le traitement le 22 août, le malade continuant trois instilations d'argyrol à 1/100° par jour.

Le 4 septembre, après trois injections, l'écoulement a disparu pendant la journée. Il subsiste une goutte au réveil.

Le 9 septembre, pas de modification. Le malade n'est pas revu.

OBSERVATION 11 (*Personnelle*)

S. B..., 24 ans, caporal

Uréthrite chronique, écoulement permanent, quelques gonocoques;
5 injections; amélioration.

On commence le traitement le 6 septembre. A cette date, le malade souffre encore davantage d'un noyau d'épididymite gauche. Il continue les instillations d'argyrol à 1/100°.

Le 10 septembre, après 3 injections, la douleur a complètement disparu. L'écoulement se réduit à une goutte claire le matin ; cependant, celle-ci tache encore le linge. Pas d'examen bactériologique.

Le 15, même état : goutte blanchâtre et trouble au réveil. Cessation du traitement. Le malade n'a pas été revu.

OBSERVATION 12 (*Personnelle*)

R. B..., 22 ans, caporal

Uréthrite subaiguë, goutte au réveil; 5 injections; pas de résultat.

On commence le traitement le 6 septembre. Ce malade continue les instillations d'argyrol à 1/100°.

Le 15 septembre, l'état est stationnaire. La goutte persiste le matin, blanchâtre. Cessation du traitement.

OBSERVATION 13 (*Personnelle*)

Henri H..., 20 ans

Blennorragie chronique, goutte matinale, nombreux gonocoques, douleurs de l'urèthre ; 7 injections ; disparition de l'écoulement.

On commence le traitement le 11 septembre. Pas de traitement adjuvant. A la quatrième injection, disparition des douleurs. La goutte disparaît complètement le 27 septembre. On continue cependant les injections jusqu'au 6 octobre. A cette date, le canal ne présente aucune trace d'écoulement. Cessation de tout traitement.

OBSERVATION 14 (*Personnelle*)

Joseph F...,21 ans, artilleur

Blennorragie chronique, goutte matinale, nombreux gonocoques, douleurs de la miction ; 6 injections ; disparition de l'écoulement.

On commence le traitement le 20 septembre, simultanément avec de grands lavages au permanganate. Dès la première injection, on constate la disparition des douleurs.

Le 2 octobre, la goutte est beaucoup plus fluide ; elle disparaît le 7 ; on fait encore une injection le 9 ; le malade n'ayant rien vu, l'urèthre paraît entièrement sec. Le malade n'a pas été revu.

OBSERVATION 15 (*Personnelle*)

Charles C..., 32 ans, garçon de laboratoire

Uréthrite aiguë, nombreux gonocoques ; 14 injections ; pas de résultat.

On commence le traitement le 23 septembre. La première injection détermine un peu de céphalée.

Le 3 octobre, on commence les grands lavages au permanganate. L'écoulement paraît diminuer.

Le 9 octobre, on observe encore une goutte matinale, dans laquelle se trouvent quelques rares gonocoques.

Le 25 octobre, réapparition de l'écoulement assez épais, présence de gonocoques ; le malade a été consulter un médecin qui lui ordonne les instillations d'argyrol à 1/100.

Le 29 octobre, pas de modifications ; le malade reprend ls grands lavages de permanganate, l'écoulement diminue considérablement.

Le 9 novembre, on ne constate plus aucun écoulement.

Observation 16 (*Personnelle*)

M..., 18 ans, sans profession.

Uréthrite chronique, écoulement abondant, nombreux gonocoques, douleurs à la miction ; 9 injections ; disparition de l'écoulement.

On commence le traitement le 23 septembre en y adjoignant les grands lavages au permanganate ; pas de réaction.

Le 25 septembre, on note la disparition des phénomènes douloureux ; après la cinquième injection, l'écoulement paraît avoir complètement disparu.

Le 4 octobre, septième injection ; il y a, après l'expression du canal, une légère goutte blanchâtre.

Le 8 octobre, neuvième injection ; on ne trouve absolument rien ; le malade, vers le 16, a repris la vie normale et n'a rien constaté.

Observation 17 (*Personnelle*)

L... B..., 23 ans, coiffeur.

Uréthrite aiguë, écoulement abondant ; 7 injections ; pas de résultats nets.

29 septembre, première injection suivie d'une certaine réaction fébrile ; l'état reste stationnaire jusqu'au 1er octo-

bre ; à cette date, on commence les grands lavages au permanganate ; le malade, après avoir subi sept injections, interrompt son traitement du 14 au 31 octobre ; il revient, à cette date, avec une goutte matinale, contenant des gonocoques.

Le 5 novembre, on fait une injection intraveineuse de 5 gouttes de la solution. Réaction assez violente ; fièvre et frissons pendant 24 heures ; le lendemain, on n'observe plus qu'une goutte transparente ; on continue les injections intramusculaires.

Le 12 novembre, après la douzième injection, l'écoulement a complètement disparu ; on continue les injections.

Le 21 novembre, après la seizième injection, on prescrit l'épreuve de la bière.

Le 24 novembre, le malade revient sans aucune trace d'écoulement ; après épreuve faite, le canal paraît absolument normal.

OBSERVATION 18 (*Personnelle*)

Jules R..., 18 ans

Uréthrite subaiguë, écoulement abondant, nombreux gonocoques, urèthre douloureux; 5 injections; amélioration.

On commence le traitement le 11 octobre, avec adjonction de grands lavages au permanganate.

Le 16 octobre, après la troisième injection, les douleurs ont complètement disparu.

Le 20 octobre, l'écoulement a diminué, mais le malade cesse le traitement.

Observation 19 (*Personnelle*)

Jacques B..., 25 ans

Uréthrite aiguë, nombreux gonocoques, mictions douloureuses ; 9 injections ; amélioration.

Le 14 octobre on commence le traitement. Disparition des douleurs dès le lendemain de la première injection.

Le 24 octobre, après la sixième injection, le malade commence les instillations d'argyrol au centième. L'écoulement est assez abondant, le pus épais.

Le 31 octobre, huitième injection : l'écoulement a beaucoup diminué ; il reste une goutte purulente, le matin. Le malade, après la neuvième injection, le 3 novembre, cesse de venir.

Observation 20 (*Personnelle*)

Jean C..., 21 ans, élève de l'Ecole d'Agriculture

Uréthrite subaiguë, gonocoques très abondants ; 14 injections ; pas de résultat.

On commence le traitement le 14 octobre : les injections n'amènent aucune réaction ; à la septième, le 8 novembre, l'écoulement est réduit à une goutte purulente le matin ; l'analyse y révèle des gonocoques.

Le 21 novembre, après quatorze injections, on constate encore des gonocoques. Pendant toute cette période, le malade a fait de grands lavages au permanganate. Il a été revu depuis, et présente d'une façon constante une goutte purulente le matin.

Observation 21 (*Personnelle*)

S. S..., 25 ans, employé de commerce

Uréthrite subaiguë, écoulement abondant, nombreux gonocoques ; 9 injections ;
pas de résultat.

On commence le traitement le 14 octobre : les injections
n'amènent pas de réaction.

Le 22 octobre, aucun changement appréciable ne s'étant
produit, on commence les lavages au permanganate. A ce
mement il semble y avoir du mieux ; on interrompt les lavages le 24 octobre : l'écoulement reprend de plus belle. On
reprend les lavages le 29, et l'écoulement diminue de nouveau.

Le traitement est arrêté le 8 novembre, sans qu'on ait observé de résultats.

Observation 22 (*Personnelle*)

G. S..., 22 ans, maçon

Uréthrite aiguë, nombreux gonocoques, douleurs à- la miction ; 6 injections ;
pas de modification.

Le traitement, commencé le 14 octobre, n'est suivi d'aucune réaction fébrile appréciable ;. le malade a continué son
travail pénible de maçon. La disparition des douleurs s'observe dès la troisième injection, le 18 octobre. L'écoulement
n'est pas influencé.

Observation 23 (*Personnelle*)

Taïeb H..., 19 ans

Uréthrite aiguë, nombreux gonocoques ; 4 injections ; épididymite.

Le traitement, commencé le 14 octobre, amène une légère
réaction fébrile, qui se répète à chaque injection. L'écoule-

ment n'est pas influencé. Le malade interrompt le traitement le 20 octobre, une épididymite s'étant déclarée à gauche — épididymite que le malade met sur le compte du traitement.

OBSERVATION 24 (*Personnelle*)

B..., sergent-major, 26 ans

Uréthrite subaiguë, écoulement abondant, violentes douleurs dans l'urèthre et dans le bas-ventre; 8 injections; guérison.

On commence le traitement le 14 octobre, sans aucune réaction.

Le 16, les douleurs ont complètement disparu, et l'écoulement paraît influencé. On commence, le 22, les injections de permanganate.

Le 27, on prescrit l'épreuve de la bière, l'écoulement étant tari depuis le 24. Le malade revient le 29 sans avoir vu apparaître aucune goutte, après ingestions de deux grands verres de bière. Il a reçu, en tout, huit injections.

OBSERVATION 25 (*Personnelle*)

R. G..., 25 ans

Uréthrite chronique, goutte le matin, pus rouge, quelques gonocoques, nombreux globules rouges, douleurs dans le canal; 3 injections; guérison.

Le traitement est commencé le 14 octobre, sans provoquer de réaction.

Le 16, après la seconde injection, la goutte matinale a disparu ; elle ne réapparaît pas et on ordonne l'épreuve de la bière le 24. Le malade n'est pas revu.

Observation 26 (*Personnelle*)

H. J..., 19 ans, employé de commerce

Uréthrite aiguë, nombreux gonocoques, douleurs dans l'urèthre ; 16 injections ; pas de résultats nets.

Le traitement est commencé le 16 octobre, sans provoquer de réaction. A la troisième injection, le 20 octobre, les douleurs ont complètement disparu ; l'écoulement paraît avoir diminué ; le malade commence des instillations d'argyrol.

Le 27, l'état étant toujours stationnaire, on fait une injection intraveineuse, qui détermine une réaction fébrile. A la suite de cette injection, l'écoulement diminue. On continue les injections trois fois par semaine. Le malade persistant à faire des instillations d'argyrol, le 7 novembre, l'écoulement se réduit à une goutte le matin, qui disparaît le 17 novembre. Après la seizième injection, le malade n'est pas revu.

Observation 27 (*Personnelle*)

A. A..., 34 ans, mécanicien

Uréthrite chronique (seize ans), goutte le matin, quelques gonocoques ; 5 injections ; disparition de l'écoulement.

Le 18 octobre, on fait une première injection intraveineuse, qui détermine de la fièvre.

Le 22, après la troisième injection, l'écoulement a diminué, la goutte matinale est plus claire, on prescrit les grands lavages de permanganate.

Le 29, plus aucune goutte le matin. On prescrit l'épreuve de la bière. Le malade n'est pas revu.

4

Observation 28 (*Personnelle*)

Aïddad T.., 19 ans

Uréthrite subaiguë; 16 injections; guérison.

16 octobre. — Première injection. Les douleurs ont diminué dès le lendemain.

Le 24, le malade commence des instillations d'argyrol à 1/100ᵉ.

Le 4 novembre, après la huitième injection, le malade ne présente plus qu'une goutte blanchâtre le matin. Malheureusement, quelques symptômes de cystite apparaissent. On fait cesser les instillations qui étaient douloureuses, au dire du malade.

Le 14 novembre, tous les symptômes vésicaux ayant disparu, on fait commencer de grands lavages au permanganate. Après la seizième injection, le 21 novembre, la goutte matinale disparaît complètement. On prescrit l'épreuve de la bière le 24 novembre (le malade n'en buvait jamais). Il revient le 28, n'ayant pas revu de goutte ni d'écoulement.

Observation 29 (*Personnelle*)

G. S..., 22 ans

Uréthrite chronique, goutte le matin, nombreux gonocoques; 5 injections; disparition de l'écoulement.

18 octobre. — Première injection. Les douleurs ont disparu le 20. Dès le 24 octobre, la goutte est très claire.

Le 29, on prescrit, après la cinquième injection, l'épreuve de la bière. Le malade n'est pas revu.

OBSERVATION 30 (*Personnelle*).

S. A..., 21 ans

Uréthrite chronique, goutte purulente le matin, quelques gonocoques, douleurs
légères dans l'urèthre ; 6 injections ; disparition de l'écoulement.

Le 18 octobre, première injection sans réaction aucune.
On prescrit les grands lavages au permanganate.

Le 22 octobre, après la troisième injection, on constate
la disparition de la goutte, elle réapparaît le 24, pour disparaître le 26 octobre. On prescrit l'épreuve de la bière le 29,
après la sixième injection. Le malade n'est pas revu.

OBSERVATION 31 (*Personnelle*)

B. J..., 23 ans

Uréthrite chronique, goutte purulente le matin non constatée ; 9 injections ;
disparition de la goutte.

On commence le traitement le 18 octobre. Pas de réaction.

Le 24 octobre on prescrit le permanganate à 0,25 pour
mille en grands lavages.

Le 27, après la cinquième injection, l'écoulement est très
réduit.

Le 7 novembre, le malade constate une petite goutte muqueuse, claire, le matin ; elle disparaît le lendemain.

Le 10 novembre, on fait la neuvième injection et l'on prescrit l'épreuve de la bière. Le malade n'est pas revu.

OBSERVATIN 32 (*Personnelle*)

B..., sous-officier, 32 ans

Uréthrite chronique, goutte le matin, présence de nombreux gonocoques ;
5 injections ; pas de résultats.

On commence le traitement le 20 octobre. La goutte diminue et se montre intermittente.

Le 5 novembre le malade quitte Tunis.

OBSERVATION 33 (*Personnelle*)

M..., 19 ans

Uréthrite subaiguë, écoulement abondant, douleurs de l'urèthre, nombreux gonocoques ; 8 injections ; pas de résultats.

20 octobre. — Première injection, qui ne provoque aucune réaction. Les douleurs disparaissent au bout de 48 heures. L'écoulement paraît diminuer légèrement. On commence les grands lavages de permanganate le 27. L'écoulement disparaît presque complètement et se réduit à une goutte matinale.

Le 10 novembre, huitième injection. Le malade cesse le traitement.

OBSERVATION 34 (*Personnelle*)

R. C..., garçon de café, 23 ans

Uréthrite subaiguë, nombreux gonocoques, douleurs vives à la miction ; 4 injections ; pas de résultats quant à l'écoulement.

Quatre injections sont pratiquées du 31 octobre au 11 novembre. La douleur disparaît dès la seconde ; l'écoulement diminue comme quantité, mais reste purulent. Le malade continue à se traiter par de grands lavages au permanganate.

OBSERVATION 35 (*Personnelle*)

H. Moïse, 28 ans, négociant

Uréthrite chronique datant de 11 ans, avec intermittences ; actuellement poussée nouvelle, goutte abondante le matin, peu fréquente dans la journée ; pas d'examen ; 3 injections intraveineuses (31 octobre-6 novembre) ; disparition de la goutte, mais on ne peut affirmer la guérison, l'épreuve de la bière n'ayant pas été faite.

OBSERVATION 36 (*Personnelle*)

M. M..., 22 ans, tourneur

Uréthrite subaiguë, écoulement peu abondant, pus épais, jaunâtre, présence de gonocoques ; 3 injections ; disparition de l'écoulement (11 octobre-5 novembre), mais l'épreuve de la bière n'a pas été faite.

Observation 37 (*Personnelle*)

G..., 34 ans, commis des Ponts et Chaussées

Uréthrite chronique (date de 1905), goutte matinale purulente, présence de
gonocoques ; 3 injections ; guérison.

Première injection, le 29 octobre. Pas de réaction ; on
supprime la médication par le santal que le malade suivait
depuis longtemps déjà, et on continue seulement les instillations d'argyrol.

Le 10 novembre, la goutte a complètement changé (c'est
la troisième injection) ; elle est blanchâtre et filante.

Le 12, quatrième injection. Le malade n'a pas remarqué
de goutte la veille, ni ce matin. On lui conseille l'épreuve
de la bière.

Le 1er décembre, le malade vient, n'ayant rien vu depuis
le 14 novembre, date à laquelle il fit l'épreuve de la bière.
Il a repris la vie normale et a eu des rapports, sans réapparition. La guérison paraît donc bien complète.

Observation 38 (*Personnelle*)

Mohammed ben B..., 40 ans, teinturier

Uréthrite chronique datant de 3 ans, écoulement abondant, présence de
gonocoques ; 6 injections (29 octobre-16 novembre) ; pas de résultats.

Observation 39 (*Personnelle*)

T. J..., 24 ans

Uréthrite subaiguë, goutte matinale présentant quelques globules de pus, pas
de gonocoques ; 5 injections (29 octobre-10 novembre) ; pas de résultats.

Observation 40 (*Personnelle*)

A. R..., 20 ans, comptable

Uréthrite aiguë datant de 8 jours, écoulement abondant, pus crémeux, nombreux gonocoques, douleurs de la miction ; apparition d'une orchite à la 8ᵉ injection, après de grands lavages.

28 octobre. — Première injection sans réaction appréciable. Les douleurs disparaissent très rapidement. L'écoulement semble diminué.

Le 8 novembre, l'écoulement persiste ; on fait la cinquième injection intraveineuse, ce qui détermine une réaction fébrile assez marquée qui dure 4 heures.

Le 10 novembre, sixième injection, l'écoulement est toujours très abondant ; on commence de grands lavages au permanganate — qui font diminuer rapidement l'écoulement. — On pratique la septième et la huitième injection. Malheureusement, à la date du 17 novembre, une orchi-épididymite gauche se déclare, et le malade abandonne le traitement.

Observation 41 (*Personnelle*)

F..., 19 ans, typographe

Uréthrite aiguë. écoulement abondant ; 3 injections intraveineuses, réactions violentes ; pas de résultats ; le malade cesse le traitement.

Observation 42 (*Personnelle*)

B. A..., 27 ans, comptable

Blennorragie datant de un mois, écoulement abondant, douleurs à la miction ; 7 injections ; disparition de l'écoulement.

24 octobre, première injection.

27 octobre, deuxième injection. Disparition des douleurs.

29 octobre, troisième injection. L'écoulement a beaucoup diminué.

31 octobre, quatrième injection. Plus d'écoulement.

On continue les injections, le 3, le 5 et le 10 novembre. L'écoulement n'est pas réapparu. On ordonne l'épreuve de la bière, mais le malade ne vient pas donner de ses nouvelles.

OBSERVATION 43 (*Personnelle*)

L..., étudiant, 16 ans

Uréthrite subaiguë datant de 2 mois, pus jaune épais, présence de gonocoques, douleurs de l'urèthre; 8 injections; guérison.

On commence le traitement le 22 octobre ; à la deuxième injection l'écoulement disparaît, le 25 octobre.

Le 27, on prescrivit l'épreuve de la bière, qui ramène une petite goutte blanchâtre le matin (quatrième injection). Cette petite goutte disparaît dès le 3 novembre. On fait encore quatre injections jusqu'au 12 novembre. L'épreuve de la bière se montre négative.

OBSERVATION 44 (*Personelle*)

C..., 22 ans, 4ᵉ zouaves

Uréthrite chronique, écoulement permanent, pus épais, jaunâtre, présence de gonocoques; 6 injections; guérison.

On commence le traitement le 22 octobre. A la quatrième injection, le 29, on constate la disparition complète de l'écoulement. L'épreuve de la bière, faite le 5 novembre, n'amène qu'une légère goutte incolore et aseptique.

OBSERVATION 45 (*Personnelle*)

L..., 18 ans

Uréthrite subaiguë, écoulement abondant, contenant de nombreux gonocoques; 7 injections; pas de résultats.

On commence le traitement le 22 octobre. L'écoulement paraît diminuer un peu, à la quatrième injection. Le 29, on commence alors de grands lavages au permanganate. L'écoulement diminue, on fait encore trois injections, sans résultats bien nets, la dimiution de l'écoulement paraissant plutôt tenir aux grands lavages de permanganate.

OBSERVATION 46 (*Personnelle*)

S. J..., 20 ans

Uréthrite subaiguë datant de un mois, écoulement assez abondant, pus très clair, présence de gonocoques ; 6 injections ; amélioration.

On commence le traitement le 22 octobre. L'écoulement diminue beaucoup après la troisième injection, disparaît pendant la journée du 27 (quatrième injection), mais reparaît le 3 novembre. On fait de grands lavages au permanganate. Il subsiste une goutte claire le matin, après la sixième injection. Cessation du traitement le 5 novembre.

OBSERVATION 47 (*Personnelle*)

T. H...

Uréthrite chronique datant de 8 mois, goutte matinale, pus clair ; pas d'examen ; 4 injections (20-27 octobre) ; pas de modifications.

OBSERVATION 48 (*Personnelle*)

D..., 23 ans, 4° zouaves

Uréthrite chronique, goutte matinale, pas de gonocoques, mais douleurs assez accentuées à la miction ; 4 injections ; pas de résultats nets, disparition des douleurs, mais persistance d'un écoulement clair.

OBSERVATION 49 (*Personnelle*)

F. de G..., étudiant, 16 ans ½

Uréthrite subaiguë datant de 15 jours, pus jaune, abondant, présence de gonocoques ; 9 injections ; pas de résultats nets.

31 octobre, première injection. Pas de réaction. Le malade continue ses instillations d'argyrol. L'écoulement di-

minue. Les injections de vaccin sont continuées concurremment avec les instillations d'argyrol, et l'écoulement disparaît complètement le 20 novembre.

OBSERVATION 50 (*Personnelle*)

Ch..., 40 ans, chef de chantier

Uréthrite chronique datant de 13 ans, avec goutte matinale, pus blanchâtre, présence de gonocoques, douleurs dans les genoux et dans le bas-ventre; 9 injections; guérison.

30 octobre, on commence le traitement. Pas de réaction. Les douleurs disparaissent dès la troisième injection.

Le 7 novembre après la quatrième injection, la goutte matinale disparaît. L'épreuve de la bière, faite le 10 novembre, amène une réapparition de la goutte. On continue les injections vaccinales.

Le 17 novembre, après la septième injection, disparition de la goutte, malgré l'absorption de plusieurs absinthes. La guérison se maintient, même après l'épreuve de la bière, qui est faite le 21 novembre.

OBSERVATION 51 (*Personnelle*)

M. G..., 20 ans, électricien

Uréthrite subaiguë datant de six semaines, écoulement abondant, nombreux gonocoques : 16 injections; pas de résultats nets.

La première injection, faite le 28 octobre, détermine de la céphalée et une légère courbature fébrile, on continue concurremment avec les injections de vaccin, les grands lavages au permanganate. La huitième injection, faite le 12 novembre, détermine de nouveau une réaction légère. L'écoulement persiste sous forme d'une goutte matinale. Il disparaît

complètement le 21 novembre, après la douzième injection.
La goutte réapparaît le 24, et se montre par intermittence,
surtout après l'épreuve de la bière, le 28 novembre, au bout
d'un mois de traitement, par conséquent. Les grands lavages ont été continués pendant toute cette période. L'examen
de la goutte, pratiqué le 24, se montre négatif.

Observation 52 (*Personnelle*)

T..., 23 ans, 4° zouaves

Uréthrite aiguë, écoulement abondant, nombreux gonocoques; 3 injections
intraveineuses; pas de résultats.

Observation 53 (*Personnelle*)

G..., 23 ans, caserne Forgemol

Uréthrite subaiguë, petite goutte matinale; 4 injections du 22 au 29 octobre;
la goutte persiste, claire et muqueuse, après épreuve de la bière; pas de
résultats.

Observation 54 (*Personnelle*)

E. G..., 24 ans, employé de commerce

Uréthrite aiguë datant de 5 jours, écoulement abondant, nombreux gonocoques;
16 injections; pas de résultats.

On commence le traitement le 22 octobre, et on institue des
instillations d'huile iodée à 1/10°. Les injections sont faites
régulièrement, et, cependant, l'écoulement persiste sous
forme d'une goutte dans laquelle se trouve encore, le 24 novembre, des gonocoques. Le 10 décembre, il y a encore un
suintement, le matin. Cessation du traitement vaccinal à cette
date. Il ne paraît pas avoir influencé beaucoup le cours de la
maladie.

Observation 55 (*Personnelle*)

B..., 21 ans, 4ᵉ zouaves

Uréthrite chronique datant de 8 mois, goutte matinale, purulente;
19 injections; pas de résultats nets.

Le traitement est commencé le 22 octobre ; la goutte disparaît le 8 novembre, et reparaît le 24. Elle persiste le matin, jusqu'au 19 décembre, date à laquelle le traitement a été suspendu.

Observation 56 (*Personnelle*)

S..., greffier de la prison, 26 ans

Uréthrite chronique datant de 6 mois, goutte matinale purulente, présence de gonocoques; 16 injections; persistance d'une goutte aseptique.

Le traitement par le vaccin est commencé le 22 octobre. La goutte ne tarde pas à devenir plus claire.

Le 5 novembre, après la septième injection, l'écoulement est transparent et filant. L'analyse bactériologique montre des cellules épithéliales en grande quantité, avec quelques polynucléaires et absence complète de gonocoques. L'épreuve de la bière, pratiquée le 22 novembre, un mois après le début du traitement, montre l'absence de gonocoques dans la goutte claire du matin. Le malade a fait plusieurs traitements ; mais, pendant tout le temps qu'il a subi les inoculations, il s'est borné à de grands lavages au permanganate.

Cessation du traitement le 28 novembre. Il reste une goutte transparente et aseptique.

Observation 57 (*Personnelle*)

L..., 22 ans, soldat au 4ᵉ zouaves

Uréthrite subaiguë datant de un mois, goutte matinale, présence de gonocoques; 8 injections; guérison.

Le malade vient le 20 octobre. On commence le traitement actuel aidé des grands lavages au permanganate. L'écoulement disparaît complètement le 29 octobre. Après l'épreuve de la bière, l'écoulement n'a pas reparu le 3 novembre. Cessation du traitement à cette date.

Observation 58 (*Personnelle*)

B..., 24 ans, sergent au 4ᵉ zouaves

Uréthrite aiguë datant de 8 jours, écoulement abondant, présence de gonocoques ; 12 injections ; pas de résultats nets.

On commence le traitement habituel le 24 octobre, avec adjonction de grands lavages au permanganate.

Le 5 novembre, après la huitième injection, on constate une amélioration sensible. L'écoulement est réduit à une goutte matinale. Le malade cesse, à ce moment, tout traitement. Il revient le 23 novembre, avec un écoulement abondant, affirmant qu'il n'a pas eu de nouveaux rapports. On continue les inoculations. La douzième est faite le 1ᵉʳ décembre, A cette date, il persiste une goutte matinale.

Observation 59 (*Personnelle*)

S. J..., 21 ans, comptable

Uréthrite chronique datant de 3 mois, écoulement abondant, présence de gonocoques ; 16 injections ; guérison.

On commence le traitement le 18 octobre. Le malade continue les instillations d'argyrol qu'il faisait précédemment. L'écoulement se réduit à une goutte incolore le 27 octobre. A ce moment (sixième piqûre), le malade ayant bû pas mal de bière, l'écoulement réapparaît abondant. On continue les piqûres, et, le 17 novembre, toute goutte disparaît. On fait l'épreuve de la bière. On retrouve, le lendemain, un léger suintement composé de cellules épithéliales et de quelques polynucléaires ; cessation du traitement.

OBSERVATION 60 (*Personnelle*)

B. B..., 25 ans, bourrelier

Uréthrite chronique, prostatite, écoulement abondant, nombreux gonocoques ;
16 injections ; guérison.

Le malade vient nous voir le 14 octobre, avec urèthrite datant de cinq ans, filaments dans les urines, sensation de pesanteur au périnée après le repas et l'ingestion d'alcool. On commence de suite le traitement, bien toléré. La septième piqûre amène une réaction fébrile. L'écoulement est réduit à une légère goutte transparente.

Le 28 novembre, après l'épreuve de la bière, goutte aseptique. Disparition complète des filaments.

OBSERVATION 61 (*Personnelle*)

El. H..., épicier, 29 ans

Uréthrite aiguë, écoulement abondant ; 5 injections ; disparition de
l'écoulement, puis réapparition spontanée quelques jours après.

OBSERVATION 62 (*Personnelle*)

Mohammed ben A..., 20 ans

Uréthrite subaiguë, goutte claire le matin ; 5 injections ; persistance de la
goutte, avec gonocoques.

OBSERVATION 63 (*Personnelle*)

C. G..., cocher, 48 ans

Uréthrite chronique (7 ans), écoulement permanent, nombreux gonocoques ;
5 injections ; disparition de l'écoulement.

Le malade commence le traitement le 17 octobre. La seconde injection amène une réaction fébrile marquée. L'écoulement persiste jusqu'au 24 octobre. Il disparaît complètement et d'une façon brusque à cette date. Le malade, revu, ne présentait, quelques jours après, aucun écoulement.

Observation 64 (*Personnelle*)

P..., 40 ans, employé au Bône Guelma

Uréthrite chronique datant de 17 ans, écoulement abondant, présence de
gonocoques ; 8 injections ; guérison.

Le malade, hospitalisé pour un embarras gastrique et paludisme, demande à être traité par le vaccin pour son uréthrite. Depuis 17 ans, il a essayé un grand nombre de traitements, mais a toujours présenté un écoulement permanent. Il nous montre une goutte purulente, même pendant la journée.

On commence les piqûres le 15 novembre, accompagnées de grands lavages de permanganate, à 0,25 p. 1000. Les piqûres ne déterminent aucune réaction fébrile appréciable. L'écoulement se réduit à une goutte matinale dès la troisième injection. Cette goutte disparaît pendant un jour ou deux, puis revient le 14 décembre. Le malade ayant présenté plusieurs accès de paludisme, le traitement a été interrompu. La goutte matinale est à peine visible, blanchâtre, et ne contient pas de gonocoques. Elle disparaît elle-même complètement le 25 décembre.

Le 3 janvier 1914, le malade est sorti et a fait l'épreuve de la bière. Il n'a présenté aucune goutte. Resté en observation pendant quelques jours il est sorti complètement guéri.

Observation 65 (*Personnelle*)

M. I..., 21 ans, étudiant

Uréthéite chronique datant de un an, goutte matinale, purulente ; 8 injections ;
guérison.

On commence le traitement le 10 novembre, avec adjonction de grands lavages. La goutte recueillie le 17 au matin contient encore quelques gonocoques, mais très rares, et de nombreuses cellules épithélialles.

Le 24, après la sixième injection, absence complète de gonocoques. La goutte disparaît définitivement le 26 novembre.

Revu le 1er décembre, après de copieuses libations, il n'y avait aucune rechute.

OBSERVATION 66 (*Personnelle*)

C. I..., employé de commerce, 27 ans

Uréthrite chronique datant de 15 mois, goutte matinale contenant des gonocoques ; 7 injections ; persistance d'une goutte aseptique.

Le malade est porteur d'une blennorragie chronique datant de quinze mois. Il en a eu une en 1906 qui dura un an. De même en 1909. Elle disparaît pendant quelques mois, puis réapparaît sans cause appréciable, dit le malade. Il y a eu des contaminations nouvelles, mais probablement des rechutes ; l'écoulement se borne à une goutte matinale ; le pus jaune, épais, contenant des gonocoques. La première inoculation, pratiquée le 7 novembre, produit une réaction fébrile extrêmement vive, le malade aurait eu jusqu'à 40°. Les injections suivantes sont bien tolérées. La goutte disparaît dès le 14 novembre, après la quatrième piqûre. Elle réapparaît le 17, mais elle est, à cette date, complètement aseptique. Le malade a fait, pendant toute la duré du traitement, des grands lavages au permanganate, trois par jour. Revu le 21 novembre, le malade est complètement guéri.

OBSERVATION 67 (*Personnelle*)

C..., 21 ans, 4ᵉ zouaves

Uréthrite chronique, goutte matinale abondante et purulente, dans la journée pus réduit ; 7 injections ; guérison après l'épreuve de la bière.

On commence le traitement le 5 novembre, sans aucune réaction, en s'aidant de grands lavages au permanganate.

La goutte disparaît le 12 novembre, après la quatrième injection.

Le 7 novembre, une première épreuve de la bière amène une goutte claire et aseptique. On fait une sixième et une septième piqûres. Le soldat a refait l'épreuve de la bière, du coït sans aucune goutte le lendemain.

OBSERVATION 68 (*Personnelle*)

T. J..., 20 ans

Uréthrite aiguë, écoulement abondant, nombreux gonocoques; 12 injections; pas de résultats nets.

On commence le traitement le 5 novembre. La première injection détermine une réaction fébrile assez marquée, elle est assez douloureuse. L'écoulement reste stationnaire et contient encore des gonocoques après la septième injection, le 14 novembre.

De même, le 26 novembre, on note la persistance des gonocoques. Cessation du traitement après 12 injections.

OBSERVATION 69 (*Personnelle*)

A. J..., 30 ans, employé de commerce

Uréthrite chronique; 4 injections; réaction fébrile et douleur locale; pas de résultats.

OBSERVATION 70 (*Personnelle*)

R. B..., 25 ans, élève à l'Ecole d'Agriculture

Uréthrite subaiguë, écoulement abondant, présence de gonocoques, douleurs à la miction; 5 injections (3 novembre-20 novembre); disparition des douleurs, persistance de l'écoulement.

Observation 71 (*Personnelle*)

S. A..., 24 ans, matelot

Uréthrite subaiguë, goutte matinale contenant des gonocoques; 3 injections;
pas de résultats.

Observation 72 (*Personnelle*)

A. J..., 24 ans, 4ᵉ zouaves

Uréthrite chronique, léger suintement persistant pendant la journée, présence
de quelques gonocoques extra-cellulaires; 15 injections, du 24 novembre
au 26 décembre; pas de résultats nets.

Observation 73 (*Personnelle*)

D. J..., 25 ans

Uréthrite chronique, goutte matinale purulente, présence de gonocoques;
15 injections avec traitement au permanganate; disparition de l'écoulement.

On commence le traitement le 24 novembre, ainsi que les
grands lavages au permanganate. L'écoulement disparaît
une première fois, puis réapparaît à la suite de l'épreuve
de la bière ; les injections sont continuées, ainsi que le
traitement au permanganate. L'épreuve de la bière, pratiquée le 21 décembre, après la douzième injection, amène
une rechute.

Enfin, le 25 décembre, on constate, après un réveillon
copieux, la disparition de la goutte, malgré le champagne
et les liqueurs.

Observation 74 (*Personnelle*)

L. B..., 21 ans, 4ᵉ zouaves

Uréthrite subaiguë, écoulement abondant; 11 injections, du 21 novembre au
17 décembre; persistance de l'écoulement.

OBSERVATION 75 (*Personnelle*)

R. H..., 25 ans, 4ᵉ zouaves

Uréthrite subaiguë datant de un mois et demi, écoulement abondant, présence de gonocoques ; 12 injections (10 novembre au 8 décembre) ; persistance de l'écoulement.

OBSERVATION 76 (*Personnelle*)

C..., 28 ans, sous-chef au P.-L.-M

Uréthrite chronique datant de 2 ans, écoulement réduit à une goutte matinale, quelques gonocoques ; 8 injections (du 1ᵉʳ au 5 décembre) ; réactions violentes ; pas de résultats.

OBSERVATION 77 (*Personnelle*)

L..., 32 ans, agriculteur

Uréthrite chronique datant de 2 ans, écoulement réduit à une goutte claire, se présentant quelquefois pendant la journée, présence de gonocoques ; 8 injections ; guérison.

Le malade commence le traitement le 1ᵉʳ décembre, accompagné de grands lavages au permanganate. La goutte disparaît le 5 décembre, même après la bière. Reparaît après deux coïts répétés le 15 décembre assez aboondante, mais présentant toujours peu de gonocoques. Pas de réinfection. Le traitement est continué. Le 21 décembre, après 8 injections, le malade renouvelle l'épreuve de la bière, et, malgré des rapports répétés, ne voit rien réapparaître.

OBSERVATION 78 (*Personnelle*)

C.., Albert, commissaire de police, 30 ans

Uréthrite aiguë, écoulement abondant, très purulent, nombreux gonocoques ; 13 injections ; pas de résultats.

On commence le traitement le 1ᵉʳ décembre, avec du vaccin préparé le 29 novembre. Les injections sont assez douloureuses. On fait simultanément de grands lavages au permanganate.

Le 31 décembre, le malade présente toujours une goutte purulente, avec présence de goncoques.

OBSERVATION 79 (*Personnelle*)

T. H..., 35 ans

Uréthrite chronique, écoulement peu abondant, se réduisant à une goutte matinale; 6 injections; guérison.

On commence le traitement le 8 décembre. Les injections sont douloureuses, et la première amène une légère réaction fébrile. La goutte disparaît le 15.

Le 29, l'épreuve de la bière n'amène aucune rechute.

OBSERVATION 80 (*Personnelle*)

E. H..., 27 ans, ingénieur

Uréthrite aiguë datant de 8 jours, écoulement abondant, balanite, douleurs violentes; 3 injections; disparition des phénomènes douloureux, mais persistance de l'écoulement.

Première injection, 9 janvier. Le malade, qui souffrait énormément à chaque miction, toutes les dix minutes environ, et qui avait à la fin de la miction une ou deux gouttes de sang presque pur, se trouve très soulagé. Malheureusement, l'injection est très douloureuse et le fait boiter. Malgré cela, le soulagement est tel qu'il insiste pour continuer le traitement. Une seconde injection, aussi douloureuse que la première, est pratiquée le 12 janvier. Les douleurs ont complètement disparu. Plus trace de sang. Les mictions sont normales, deux par jour au plus, quant à l'écoulement, il n'a pas changé de nature, toujours purulent, mais abondant cependant. Une troisième injection est faite le 14 janvier, et l'on commence à cette date les grands lavages de permanganate. Le malade a dû quitter Tunis pour ses affaires, et n'est pas revu.

OBSERVATION 81

X..., 32 ans

Uréthrite blennorragique.

(Observation du docteur Gabriel COLIN, de Paris.)

Première blennorragie, il y a huit ans, bien guérie. Deuxième blennorragie, en avril 1913, assez mal soignée et un peu négligée au début.

Le malade vient me trouver le 23 juin. Je constate un écoulement de nature gonococcique, assez abondant, avec le deux verres troubles. J'apprends au malade à bien faire des lavages uréthro-vésicaux au permanganate de potasse à 1 p. 4000, et je lui fais moi-même trois séances de traitement par semaine, consistant essentiellement en grands lavages avec une solution d'oxycianure Hg. Dilatations avec les dilateurs de Beniqué, puis de Kollmann ; instillations de protargol. Ce traitement est continué jusqu'au 24 juillet ; trois jour après l'arrêt du traitement, rechute, gonocoques dans le pus. Le malade reprend des lavages de permangànate et les continue journellement jusqu'à mon retour de vacances, c'est-à-dire jusqu'au 15 septembre.

L'arrêt du traitement conduit alors à une troisième rechute. Le traitement est repris alors comme en juin-juillet. J'insiste sur la dilatation avec le dilateur-laveur de Kollmann, étant données les lésions glandulaires de la muqueuse de l'urèthre antérieur. Malgré la continuité et la régularité du traitement, je constate encore des gonocoques dans les filaments du première verre à la fin d'octobre.

Continuant alors, comme tout traitement local, des lavages journaliers avec une solution faible d'oxycyanure Hg. je soumets le malade au vaccin antigonococcique.

31 octobre, première injection ; 2 novembre, deuxième injection ; 4 novembre, troisième injection, les filaments ont complètement disparu ; 7 novembre, quatrième injection. Le malade paraît guéri, et j'arrête évidemment un peu trop tôt le traitement.

Le 10 novembre, une légère goutte réapparaît ; elle renferme des gonocoques. Le premier jet d'urine seul est trouble, avec filaments. Je fais recommencer aussitôt au malade ses lavages d'oxycyanure, et je reprends une deuxième série d'injections de vaccin ; celles-ci sont faites à nouveau au nombre de 6, les 10, 12, 14, 17, 19 et 21 novembre.

Lors de la deuxième injection de vaccin, l'écoulement avait à nouveau disparu, tout filament avait disparu à la quatrième, mais je jugeai plus prudent de faire deux injections de plus.

Le 21, cessation de tout traitement.

Le 23, expériences de la bière, du champagne, du nitrate.

Le 24 au matin, le malade vient chez moi, sans avoir uriné depuis la veille au soir ; canal présentant l'humidité normale, aseptique, pas de filaments dans l'urine ; le canal, examiné à l'urétroscope, est normal. Guérison.

OBSERVATION 82

P..., 34 ans, employé

Uréthrite blennorragique chronique.
(Observation du docteur PIERROT, de Paris.)

Première blennorragie en 1898 ; l'écoulement dure jusqu'en 1904, aucun traitement ne fut fait. Le malade, très jeune, ne se préoccupe pas de son affection ; pendant tout ce temps, il n'a pas de rapports sexuels.

En 1904, il a un rapport et, immédiatement après, il se produit une explosion de phénomènes aigus. Cystite. Malgré un traitement, il persiste un suintement. Rechute vers 1905 ou 1906. Le malade se fait soigner à l'Hôpital Necker, puis à l'Hôpital Ricord. Des instillations au nitrate d'Ag donnent une amélioration.

Nouvelle blennorragie vers 1909. Mal guérie, puisqu'une prostatite apparaît en février 1912, après une grande randonnée en bicyclette.

Depuis juillet 1913, retour du suintement et de la pesanteur au périnée. Ces symptômes existent encore actuellement.

Première injection le 11 novembre. Amélioration après la deuxième piqûre.

Avec les injections suivantes, les douleurs périnéales disparaissent.

En tout, P... a reçu cinq injections, mais le suintement persiste.

OBSERVATION 83

M..., employé, 26 ans

Uréthrite blennorragique chronique.

(Observation du docteur PIERROT, de Paris.)

Première blennorragie, il y a quatre ans ; durée, 6 mois, compliquée d'orchite à droite. Deuxième blennorragie, il y a trois ans, durée trois mois. Troisième blennorragie, le 15 août dernier. Traitée par le salol. Injections au permanganate à partir du 21 septembre.

Actuellement, suintement purulent quatre ou cinq fois par jour. Urines troubles avec filaments.

Première piqûre : le 4 novembre. Amélioration à partir de la quatrième piqûre. L'urine s'éclaircit ; le suintement est moins fréquent et n'est plus guère marqué que le matin. Aucun autre traitement que le vaccin.

En espaçant les piqûres, l'amélioration s'arrête. On reprend les piqûres à raison de trois par semaine. L'amélioration s'accentue.

Aujourd'hui, après la treizième piqûre, les urines sont claires. Le suintement purulent a disparu. Quelquefois une goutte incolore le matin. Toujours en traitement.

OBSERVATION 84

F..., employé, 33 ans

Uréthrite datant de 15 ans, compliquée de rétrécissement.
(Observation du docteur PIERROT, de Paris.)

Première blennorragie, à l'âge de 18 ans. Durée, deux à trois mois.

Deuxième blennorragie, à l'âge de 22 ans. Durée à peu près égale.

Troisième blennorragie, à l'âge de 24 ans. Période aiguë, un mois. Depuis ce temps, goutte militaire, urines troubles avec filaments, sentant mauvais ; pesanteur au périnée et au bas-ventre ; prostatite.

Première injection le 6 novembre. Amélioration après la deuxième piqûre. Grande amélioration après la troisième.

La pesanteur au bas-ventre et du périnée disparaît. L'urine devient claire. Il y a encore une goutte incolore le matin. Le malade a toujours éprouvé une grande difficulté à uriner. C'est pourquoi, le 2 décembre, avec la huitième piqûre, je pratique un examen du canal. Rétrécissement serré de la portion membraneuse, qui laisse passer difficilement une bougie n° 28. Je conseille la dilatation du canal, tout en continuant les piqûres.

De toute façon, le malade est enchanté du résultat obtenu à ce jour.

Observation 85

Mlle G..., 32 ans, employée de commerce

Uréthrite blennorragique chez une femme.
(Observation du docteur Pierrot, de Paris.)

Métrite blennorragique depuis deux ans. L'examen bactériologique fait antérieurement, à plusieurs reprises, a toujours montré des gonocoques.

Première injection de vaccin, le 16 octobre. On injecte
1 cc. du vaccin (dose double de celle employée habituellement). Je revois la malade, une semaine après, très améliorée.
Je fais deux autres injections (le 21 et le 28 octobre). Guérison.

Observation 86

E... X...

Uréthrite blennorragique avec suintement.
(Observation du docteur Chaillot, de Cognac.)

Atteint de blennorragie chronique avec rétrécissement et
douleur localisée à l'urèthre membraneux, est traité à ma clinique par passages de bougies Béniqué. On pratique sur lui
trois inoculations de vaccin antignocococcique, à quatre
jours d'intervalle.

Après ces injections, j'ai pu noter la disparition de la douleur. Restent, seuls, les rétrécissements justiciables de la
dilatation.

Observation 87

J. P..., 26 ans

Uréthrite blennorragique subaiguë.
(Observation du docteur Mignot, de Nantes.)

Blennorragie depuis deux mois et demi. Etat général mauvais : rhumatismes, miction très douloureuse, cystite, gonocoques abondants.

Six inoculations de vaccin antigonococcique.

Disparition de l'écoulement et des douleurs. Etat général amélioré.

OBSERVATION 88

A. E..., 38 ans

Uréthrite blennorragique ancienne.
(Observation du docteur MIGNOT, de Nantes.)

Blennorragie datant de qinze ans (1896). Je le soigne depuis six mois et ai pratiqué, pour trois rétrécissements, une uréthrotomie interne.

Le canal admet maintenant les bougies 46 et 48. Malgré les injections répétées de permanganate, les gonocoques persistent (16 novembre).

Six inoculations ont amené la suppression totale de l'écoulement.

OBSERVATION 89

M. P..., 28 ans

Uréthrite blennorragique ancienne.
(Observation du docteur MIGNOT, de Nantes.)

Blennorragie datant de six mois. Je le soigne depuis trois mois. Examen microscopique le 17 novembre : gonocoques.

Six inoculations de vaccin antigonococcique sont pratiquées. Disparition des gonocoques et de l'écoulement. Le malade a fait des écarts de régime sans que l'écoulement ait reparu.

OBSERVATION 90

X..., goutte militaire

Uréthrite blennorragique chronique.
(Observation du docteur CHALLIOL, de Joinville-le-Pont.)

Quatre inoculations de vaccin antigonococcique, à trois jours d'intervalle Dès la seconde, le suintement a beaucoup diminué. Il est disparu complètemnt après la quatrième. Aucun autre traitement local ou général.

Observation 91

C. L..., 20 ans

Uréthrite chronique avec douleurs rhumatoïdes.
(Observation du docteur Gonin, de Lyon.)

Première blennorragie, il y a trois ans. Depuis cette époque, douleurs dans la région lombaire et dans les cuisses.

Il y a cinq mois, l'écoulement est revenu, assez abondant. Actuellement, il est réduit à une goutte le matin et parfois dans la journée. Le malade se plaint à nouveau de ses maux de reins et de jambes. Il a eu quatre orchites (deux à chaque testicule).

9 novembre. Première inoculation de vaccin.

Le 14, amélioration de l'état général (appétit), cessation de la douleur des jambes, écoulement réduit, disparition de la sensibilité de la verge. Deuxième inoculation.

Le 16 novembre, le teint du malade, qui était bistré, est devenu clair. Tous les symptômes ont disparu : douleurs, écoulement. Troisième inoculation.

Revu le 23 novembre, le malade est complètement guéri.

Observation 92

X..., 37 ans

Uréthrite blennorragique subaiguë.
(Observation du docteur Georges Magnier, de Bavières-Yonne.)

Blennorragie datant de trois mois, traitée précédemment par le salol à l'intérieur et les lavages au permanganate.

Cette blennorragie, devenue chronique, a cédé à trois piqûres faites à trois jours d'intervalle.

Epreuve de la bière poussée jusqu'à l'ivresse. La guérison est complète.

Observation 93

X..., 21 ans

Uréthrite blennorragique chronique.
(Observation du docteur Georges MAGNIER, de Bavières-Yonne.)

Blennorragie datant de six mois, soignée par divers traitements, sans résultat. L'écoulement est moins abondant.

Quatre inoculations ont tari complètement cette blennorragie. Epreuve du coït, négative.

Observation 94

X..., 48 ans, ancien fonctionnaire

Uréthrite blennorragique chronique.
(Observation du docteur LEHOUCQ, de Nice.)

A eu plusieurs blennorragies. Depuis deux ans, goutte matinale épaisse. Le malade se plaint surtout de douleurs dans les épaules et les genoux.

Trois inoculations de vaccin antigonococcique les 5, 8 et 11 novembre. Concurremment, traitement local (lavages, dilatation, protargol). Les douleurs ont rapidement disparu. L'écoulement s'est tari le 9 novembre.

Observation 95

A er R..., indigène tunisien, marchand

Uréthrite blennorragique chronique.
(Observation du docteur BOUHAGEB, médecin de l'hôpital Sadiki, de Tunis.)

Entre à l'Hôpital Sadiki le 13 novembre 1913. Blennorragie datant de six ans. Quatre rechutes pendant cet intervalle. La dernière remonte à quinze jours.

Trois inoculations de vaccin antigonococcique, les 1er, 16 et 18 novembre. Cinq jours après la dernière, l'écoulement est totalement disparu et le malade sort guéri.

OBSERVATION 96

M.-B. C..., indigène Tunisien, 18 ans, auxiliaire médical de l'Hôpital Sadiki

Uréthrite blennorragique chronique.

(Observation du docteur BOUHAGEB, médecin de l'hôpital Sadiki, de Tunis.)

Première blennorragie, il y a quinze mois environ, traitée par les méthodes ordinaires, guérie au bout de six mois.

Seconde blennorragie, il y a deux mois, aurait duré huit jours, Troisième atteinte depuis neuf jours.

Deux inoculations de vaccin antigonococcique les 13 et 17 novembre. L'écoulement diminue sensiblement à la suite de la première inoculation. Il est disparu après la seconde.

Revu ultérieurement, le malade est complètement guéri.

OBSERVATION 97

Uréthrite blennorragique chronique.

(Observation du docteur LAMOTTE, de Djerissa, Tunisie.)

Homme atteint d'uréthrite depuis deux mois. Ecoulement très abondant, nombreux gonocoques.

Six inoculations de vaccin antigonococcique sont pratiquées à deux jours d'intervalle, en même temps que des lavages au permanganate.

Après la sixième inoculation, on ne trouve plus que de rares gonocoques. L'écoulemnt, même, est presque complètement tari.

Revu douze jours plus tard, le malade ne présente plus trace d'écoulement.

OBSERVATION 98

M.-B. A..., 21 ans, armée beylicade

(Observation de MM. DAIREAUX et MOUCHARD, médecins militaires à Tunis.)

Une première blennorragie en mai 1910.

L'écoulement actuel date du 25 octobre dernier. Au moment où commence le traitement, il est purulent et peu abondant.

Inoculation du vaccin les 31 octobre, 2, 4 et 7 novembre.

A la suite de la première inoculation, l'écoulement diminue très sensiblement. Il est à peu près tari le 7 novembre. Le traitement est interrompu alors.

Revu le 15 novembre, le malade est absolument guéri.

OBSERVATION 99

A.-B. M..., 21 ans, soldat indigène

Uréthrite blennorragique chronique.

(Observation de MM. DAIREAUX et MOUCHARD, médecins militaires à Tunis.)

Une blennorragie en 1909. L'actuelle remonte à trois mois. Elle a été mal soignée.

Ecoulement assez abondant, muco-purulent ; cystite légère (filaments urinaires), mictions nocturnes.

Six inoculations de vaccin (intraveineuses). L'écoulement diminue notablement dès la première. Il est presque réduit à rien après la cinquième. Guérison.

OBSERVATION 100

E. B..., 21 ans, section d'Etat-Major

Uréthrite blennorragique ancienne.

(Observation de MM. DAIREAUX et MOUCHARD, médecins militaires à Tunis.)

Blennoragie datant d'avril 1911, compliquée, au bout de six mois, d'arthrite du genou droit. Ecoulement peu abondant mais ayant résisté au massage de la prostate et à l'électrolyse.

Quatre inoculations les 22, 27, 29 et 31 octobre, lavages au permanganate à partir du 29. Le 31 octobre, l'écoulement a disparu. Guérison.

OBSERVATION 101

A. E..., 24 ans

Uréthrite blennorragique chronique.
(Observation du docteur R. DUHOT, directeur de la Clinique d'urologie de Bruxelles.)

Blennorragie datant de 3 à 4 mois. Trois fois, le malade, qui paraissait guéri, a rechuté, à la suite d'une réaction au nitrate d'argent.

Le 25 novembre, à la suite d'une nouvelle rechute, on commence les inoculations de vaccin. Huit inoculations sont pratiquées de ce jour au 9 décembre ; des lavages au permanganate y sont associés. Les urines s'éclaircissent dès la première inoculation, et l'écoulement se tari. Cependant, il survient une rechute après la sixième. Puis tout rentre dans l'ordre, et le malade résiste à la réaction au nitrate, pratiquée le 13 décembre.

Revu, depuis, il semble bien guéri de cette blennorragie opiniâtre.

OBSERVATION 102

X. L..., étudiant en médecine

Uréthrite blennorragique chronique.
(Observation du docteur A. AUGAGNEUR, de Lyon.)

Première blennorragie, il y a cinq ans. Blennorragie chronique. Le malade a présenté, depuis, cinq poussées aiguës. réinfections probables.

La dernière poussée aiguë a débuté fin octobre.

Manifestations et mictions très douloureuses. Erections fréquentes, très pénibles, phénomènes de cystite, douleurs abdominales et périnéales.

Au sixième jour, alors que tous les symptômes sont au maximum, on pratique une inoculation de Nicolle (le 3 novembre).

L'inoculation est renouvelée le 5, le 7 et le 11 et 13 novembre, soit, au total, cinq injections.

On a constaté la suppression absolue des phénomènes douloureux et de l'écoulement après la troisième inoculation.

L'examen bactériologique, pratiqué le 6 novembre, ne montrait plus que quelques rares gonocoques, alors qu'avant le traitement ils étaient très abondants. Depuis, la guérison absolue a persisté, malgré plusieurs excès commis par le malade.

(Citée par R. Salle, dans sa thèse inaugurale : *Sérothérapie et Vaccinothérapie de la Blennorragie*. Lyon, 1913.)

OBSERVATION 103

X..., lieutenant

Uréthrite blennorragique chronique.

(Observation de M. le médecin principal TOUBERT, Hôpital militaire, Desgenettes Lyon)

Blennorragie en avril 1912, passée à la chronicité, malgré le traitement.

Le 20 août dernier, à la suite de fatigues, l'écoulement devient plus abondant. Mictions douloureuses.

Orchi-épidymite aiguë le 1ᵉʳ septembre, guérie en quelques jours, sans laisser aucune induration épididymaire.

On traite la blennorragie par des lavages au permanganate, puis des instillations au Protargol. Aucun résultat après deux mois.

Le malade présentant un rétrécissement, on lui fait de la dilatation encore en cours actuellement.

Le 22 novembre, une inoculation de vaccin Nicolle.

Le 26 novembre, deuxième inoculation.

Le 30 novembre, troisième inoculation.

Elles ne donnent lieu à aucune réaction, sauf une légère douleur, de peu de durée, au niveau de la piqûre.

L'écoulement s'est, dès le début, fluidifié, d'abord un peu plus abondant. Il a ensuite diminué quantitativement.

Alors qu'au début on trouvait de nombreux gonocoques, les deux derniers examens bactériologiques, pratiqués le 29 août et le 1er septembre, ont été négatifs.

Il ne persiste plus qu'une légère goutte séreuse au réveil.

(Citée par R. Salle dans sa thèse inaugurale : *Sérothérapie et Vaccinothérape de la Blennorragie*. Lyon 1913.)

OBSERVATION 104

R..., maréchal des logis d'artillerie

Uréthrite blennorragique chronique.

(Observation de M. le médecin principal TOUBERT, Hôpital militaire, Desgenettes, Lyon).

Entré le 15 novembre 1913.

Blennorragie en 1912. Depuis, uréthrite chronique avec une poussée aiguë de longue durée (six mois), en octobre 1912.

Tous les matins, plusieurs gouttes de pus. Ganglions inguinaux roulant sous le doigt.

Le 20 novembre, première inoculation de vaccin Nicolle.

Le 24 novembre, deuxième inoculation.

Le 25 novembre, troisième inoculation.

Chaque inoculation est suivie d'une réaction thermique transitoire (la température s'est élevée chaque fois pendant heures, de 36°8 à 37°4).

Le lendemain de la première injection, on constate la disparition des ganglions.

L'écoulement devient, au début, plus abondant et séreux, puis diminue progressivement jusqu'à ce jour, où on ne constate plus qu'un suintement inappréciable.

Le 27 novembre, examen bactériologique négatif.

(Citée par Dr Salle, dans sa thèse inaugurale de *Sérothérapie et Vaccinothérapie de la Blennorragie*. Lyon, 1913.)

2º ORCHITES

Nous allons exposer maintenant les observations personnelles que nous avons pu recueillir concernant les complications et nous y joindrons celles que le Docteur Nicolle a bien voulu nous transmettre.

OBSERVATION 105 (*Personnelle*)

Ab..., 25 ans, tirailleur.

Orchite droite, datant de deux jours, écoulement abondant. Cinq injections, diminution de la douleur ; résultats peu appérciables

On commence les injections le 8 septembre ; les deux premières ne paraissent pas amener une grande amélioration. La troisième, pratiquée le 13, amène une diminution de volume du testicule et une sédation de la douleur.

Le 17 septembre l'écoulement n'a pas été influencé ; la douleur spontanée a disparu, mais le testicule est douloureux à la pression. Cessation du traitement.

OBSERVATION 106 (*Personnelle*)

S..., 24 ans

Uréthrite aigüe, orchite datant du 15 août. 4 injections. Guérison de l'orchite. Pas de modification de l'écoulement.

Le 23 août, soit huit jours après le début de l'orchite, on commence le traitement. La première injection fait disparaître la douleur spontanée. Le 28 août, toute douleur, soit spontanée, soit à la pression, a disparu. Il reste un noyau dur à la tête de l'épididyme.

Le 2 septembre, on retrouve toujours un noyau induré, mais non douloureux. Quant à l'écoulement, il n'a pas été modifié.

OBSERVATION 107 (*Personnelle*)

Salah ben M..., 20 ans

Orchite datant de 15 jours. Uréthrite aigué. Quatre injections. Guérison. Pas de résultats, quant à l'écoulement.

Début du traitement le 28 août. Les douleurs diminuent dès la première injection. Le testicule diminue de volume ; l'épididyme reste encore gros.

Le 1er septembre, après la cinquième injection, on constate encore un noyau induré à la queue de l'épididyme.

OBSERVATION 108 (*Personnelle*)

Orchiépididymite droite datant de 3 semaines, à marche trainante, peu douloureuse. 5 injections. Guérison.

30 août, première injection. Pas de modifications de l'écoulement. Le testicule est diminué de volume et moins sensible.

2 septembre, deuxième injection. Diminution très sensible du testicule. Plus de douleurs. Ecoulement non modifié.

4 septembre, quatrième injection. Pas de modification appréciable.

6 septembre, cinquième injection. L'amélioration s'est accentuée.

8 septembre, cinquième injection. Le testicule a repris son volume normal ; l'épididyme est encore un peu douloureux à la pression.

10 septembre, sixième injection. Disparition des douleurs ;
persistance d'un noyau induré ; pas de modifications de
l'écoulement.

OBSERVATION 109 (*Personnelle*)

S. ben M..., 24 ans

Orchite double datant de 5 jours, écoulement abondant. Guérison de l'orchite
en 8 injections, persistance de l'écoulement malgré 16 injections.

On commence le traitement habituel le 5 novembre.

Le 7 novembre, on constate une grande amélioration. Les
testicules sont très réduits de volume, mais encore douloureux.

Le 12 novembre, après cinq injections, on a encore un
petit noyau à droite, peu douloureux ; gros noyau très douloureux à gauche.

Le 19 novembre, après la huitième injection, les noyaux
sont réduits au volume d'un haricot. Le malade accuse encore, de temps à autre, quelques douleurs irradiées dans les
bourses. Pas de modifications de l'écoulement.

Le 28 novembre, après la douzième injection, on constate
la disparition presque complète des noyaux. L'écoulement
n'est pas influencé. On commence de grands lavages au permanganate.

Le 10 décembre, l'écoulement a diminué sensiblement. On
continue les grands lavages et on arrête le traitement par
le vaccin.

OBSERVATION 110 (*Personnelle*)

A. G..., garçon de café

Uréthrite datant de 29 jours, orchite gauche datant de 4 jours. Orchite droite
à l'arrivée. Guérison des deux orchites en 4 injections.

A l'entrée à l'hôpital, orchite gauche volumineuse ; testicule du volume d'une mandarine ; gros noyau à la queue

de l'épididyme, du volume d'une noisette. Douleurs violentes. La marche est impossible.

Première injection, le 21 décembre. Le soir même de l'entrée, le testicule droit a augmenté de volume, et devenu douloureux.

22 décembre, la douleur a diminué du côté gauche. Le côté droit est toujours gros et douloureux. Pas de noyau bien net.

23 décembre, deuxième injection. Disparition complète de la douleur au testicule gauche, qui a diminué de moitié. Persistance du noyau épididymaire. Pas de modifications au testicule droit, qui est toujours volumineux, mais très peu douloureux.

24 décembre, diminution sensible du testicule droit. Le testicule gauche est redevenu normal. On y sent un noyau induré de la grosseur d'un haricot.

25 décembre, troisième injection. Disparition de la douleur dans les deux testicules, qui sont revenus à la normale. L'écoulement clair persiste pendant toute la journée.

Le malade demande à sortir le 2 janvier 1914, ne souffrant plus du tout, les testicules étant entièrement normaux, sauf un noyau induré à gauche. Rien à droite.

OBSERVATON 111 (*Personnelle*)

A. S..., 20 ans, interprète

Urétirite ancienne, orchite gauche depuis cinq jours, noyau à la queue de l'épididyme. 3 injections. Guérison.

La douleur disparaît le lendemain de la piqûre (17 novembre). Le testicule est redevenu normal. Il persiste un noyau non douloureux à la queue de l'épididyme.

OBSERVATION 112 (*Personnelle*)

D. M..., 20 ans

Orchite gauche datant de 15 jours. 10 injections. Guérison.

On commence le traitement le 31 octobre. L'amélioration ne se fait sentir qu'à la cinquième piqûre. Il reste un noyau à la queue de l'épididyme gauche, qui est encore douloureux. Les douleurs persistent à la pression jusqu'au 17 novembre. Elles ne disparaissent que le 19 novembre, à la suite de la neuvième piqûre.

Le 21 novembre cessation du traitement.

OBSERVATION 113 (*Personnelle*)

B..., 22 ans, Bureaux de l'Etat-Major

Uréthrite chronique, orchite datant de 3 semaines, peu douloureuse.
4 injections. Disparition des douleurs.

Le malade présente un noyau induré à la tête de l'épididyme droit, légèrement douloureux.

Trois injections sont faites du 8 au 15 décembre. Disparition des douleurs, persistance du noyau. Pas de résultats, quant à l'écoulement.

OBSERVATION 114 (*Personnelle*)

Z... Victor, 18 ans

Uréthrite subaiguë, orchite gauche peu douloureuse, noyau de la grosseur d'un œuf de pigeon. 4 injections. Guérison.

27 octobre, première injection. La douleur disparaît complètement dès la deuxième, et le malade cesse tout traitement, le 7 novembre, l'écoulement n'ayant pas été modifié.

OBSERVATION 115 (*Personnelle*)

F. K..., 17 ans, étudiant

Uréthrite datant de un mois, orchite datant de 25 jours. 4 injections. Disparition de l'orchite, amélioration quant à l'écoulement au bout de 6 piqûres.

Vient à la consultation le 3 décembre, avec une orchite gauche assez volumineuse encore, mais peu douloureuse.

Régression rapide du testicule en quatre injections (le 10 décembre). L'écoulement paraît un peu amélioré.

Cessation du traitement le 15.

OBSERVATION 116

J..., 24 ans, Espagnol

Orchite blennorragique aigüe

(Observations du docteur P. REMLINGER, directeur de l'Institut Pasteur de Tanger) (1).

A contracté, il y a un an une blennorragie. Elle s'est accompagnée d'une orchite droite et qui n'aurait pas mis moins de quatre mois à guérir.

Nouvelle blennorragie, il y a deux semaines. Trois ou quatre jours après le début, apparition d'une orchite gauche, très aiguë, extrêmement douloureuse et accompagnée de phénomènes généraux intenses (fièvre, courbature, état gastrique, etc...).

La thérapeutique classique est mise en œuvre sans grand succès. Elle est, en particulier, impuissante à calmer les douleurs qui rendent le sommeil impossible.

(1) Les observations de M. Remlinger ont été publiées dans le *Paris Médical* du 15 novembre, p. 562-565. Le vaccin utilisé par ce savant lui était adressé sous forme concentrée. Une goutte de ce vaccin titrait environ 50 millions de microbes: elle équivalait donc à un dixième de centimètre cube du vaccin antigonocoque de la formule actuelle.

C'est dans ces conditions que le malade nous est adressé, le 16 juillet 1913, par notre excellent confrère de Tanger, M. le docteur Sokolof. L'orchite est à son huitième jour ; la bourse gauche renferme une tumeur du volume d'un œuf de dinde, qu'on ne peut explorer en raison des douleurs que provoque le moindre attouchement. La température oscille entre 38 et 39°. Faciés grippé, pâleur de la face, amaigrissement, etc.

Nous injections sous la peau de l'abdomen trois gouttes de vaccin, dilué dans deux centimètres cubes d'eau physiologique.

L'inoculation n'est suivie d'aucune réaction générale et d'une réaction locale tout à fait insignifiante. Elle procure au malade une amélioration presque immédiate. Il nous rapporte, en effet, le lendemain, que 3 ou 4 heures après l'injection, les douleurs ont commencé à s'atténuer et qu'il a passé une nuit excellente, alors que, depuis le début de son orchite, il pouvait à peine fermer l'œil. La fièvre est tombée.

Le 17 juillet, nouvelle injection de trois gouttes. Les douleurs s'atténuent encore et disparaissent presque complètement. Le testicule peut être examiné et on arrive à délimiter aisément l'épididyme seul atteint.

Les jours suivants, on continue à inoculer le vaccin à des doses variant de trois à cinq gouttes, et on assiste à une diminution très rapide du volume de l'épididyme et à une grande amélioration de l'état général.

Le 22 juillet, le malade qui, depuis plusieurs jours, à repris ses occupations, s'estime complètement **guéri**, et on cesse les inoculations. L'épididyme est encore un peu gros et dur, mais cette tuméfaction, absolument indolore, est en voie de rapide régression.

Observation 117

L..., 26 ans, Allemand

Orchite blennorragique suraigüe pendant la convalescence d'une
fièvre typhoïde.

(Observation du Dr Rimlinger, directeur de l'Institut Pasteur de Tanger).

Au cours d'une blennorragie contractée en août 1913, une
fièvre typhoïde, pour laquelle il est soigné par M. le docteur
Fusey, médecin-chef de l'Hôpital Français.

L'écoulement, qui avait diminué pendant la période d'état
de la dothiénentérie, reprend au cours de la convalescence
et, le 8 septembre, il se déclare, dans le testicule gauche,
des phénomènes inflammatoires tellement aigus que, de toute
évidence, ils ressortissent à la blennorragie et non à la dothiénentérie.

Les symptômes de l'orchite blennorragique se montrent au
complet. La bourse gauche atteint presque les dimensions
d'une tête de fœtus. La fièvre est élevée, l'état général mauvais. Les douleurs sont extrêmement intenses et rendent tout
sommeil impossible Le traitement classique demeure im-
puissant à les calmer.

Le 15 septembre, sur les conseils de M. le docteur Fusey,
le malade, qui n'a pas fermé l'œil depuis trois jours et trois
nuits, rassemble ses dernières forces, dit-il, pour se faire
conduire à l'Institut Pasteur, où nous lui injectons sous la
peau de l'abdomen VI gouttes de vaccin antigonococcique
diluées dans 5 centimètres cubes d'eau physiologique. L'effet de cette inoculation est, pour ainsi dire, immédiat.

Trois ou quatre heures après, une atténuation très considérable des douleurs se manifestait ; la fièvre tombait, et le
malade pouvait dormir huit heures sans interruption.

Le 16 septembre, au matin, réveil partiel des douleurs. Injeclions dc 8 gouttes de vaccin. Même sédation que la veille, trois ou quatre heures après l'injection.

Le 17 septembre on constate que le testicule gauche a notablement diminué de volume. On arrive, par la palpation, à délimiter l'épididyme. Les jours précédents, cette manœuvre eût été impossible, en raison des douleurs qu'elle aurait provoquées. Injection de dix gouttes de vaccin.

Le 18 septembre, les douleurs spontanées, et provoquées par la palpation, ont complètement disparu. L'épididyme continue à diminuer de volume. L'état général redevient bon. Le facies qui, le premier jour, exprimait la douleur et l'angoisse la plus vive, respire le calme, et, pourrait-on dire, la béatitude.

Le 19 septembre, on inocule sous la peau dix gouttes de vaccin. Après quoi, le malade, s'estimant complètement guéri, on cesse les inoculations. De l'inflammation si violente qu'a présenté l'épididyme, il ne reste plus qu'un peu d'hypertrophie et d'induration ; la palpation est absolument indolore.

OBSERVATION 118

C... garçon de café, 19 ans

Orchite blennorragique aigüe.

(Observation du D' A. HÉBERT, médecin des Hôpitaux de Rouen.)

Entré à l'Hôpital Général le 11 octobre, pour orchite datant de six jours, le testicule a la grosseur d'un œuf de dinde. Il existe une douleur vive irradiée au scrotum, à l'aîne et dans la région abdominale ; écoulement datant de six semaines.

Inoculation de vaccin les 11, 12, 13, 15 et 17 octobre. La douleur s'atténue dès le 12. Le malade se promène le 13 ; il n'éprouve plus aucune douleur le 15. Le 20, l'écoulement est tari, les urines claires, sans filaments. Il sort guéri le 23.

OBSERVATION 119

L..., 20 ans, journalier

Orchite blennorragique aigüe.

(Observation du Dr A. HÉBERT, médecin des Hôpitaux de Rouen.)

Entré à l'Hôpital Général le 16 octobre pour une orchite droite datant de six jours. Le testicule atteint la grosseur d'une orange. Il est très douloureux.

Inoculation de vaccin les 16, 18, 20, 22, 24 et 27 octobre. La douleur est diminuée le 18 ; elle persiste cependant au niveau du cordon jusqu'au 22.

Le 24, diminution notable du testicule.

Le 25 encore un peu de douleur à la face antérieure de la cuisse.

Le 5 novembre, le malade est guéri.

OBSERVATION 120

Y..., voyageur de commerce, 35 ans

Orchite blennorragique aigüe.

(Observation du Dr A. HÉBERT, médecin des Hôpitaux de Rouen.)

Orchite blennorragique datant de 3 jours. Douleurs vives. Fièvre (38°).

Cinq inoculations de vaccin les 1, 3, 5, 7 et 9 décembre.

Le 5, la douleur est très atténuée. On commence les lavages le 7. Le malade ne souffre plus du tout. Il est guéri le 9.

OBSERVATION 121

L. B..., 34 ans, journalier, Hospice Général

Orchite blennorragique aigüe.

(Observation du docteur HÉBERT, médecin des Hôpitaux de Rouen.)

Orchite droite datant de trois jours, Douleur violente s'irradiant au cordon. Ecoulement datant de cinq semaines.

Inoculations vaccinales les 1er, 2, 3, 5 et 6 décembre.

La douleur testiculaire diminue le 2. Elle est à peu près disparu le 3, même à la pression.

Le 7 décembre, le testicule a repris son volume normal.

OBSERVATION 122

Orchite blennorragique aigüe.

(Observation du docteur TROISFONTAINES, clinique dermatologique de l'Université de Liège (Belgique.)

Le malade, le premier auquel fut inoculé le vaccin, souffrait d'une blennorragie datant de trois mois, et d'une épididymite apparue cinq jours avant son entrée à la clinique.

Le volume de l'organe intéressé atteignait celui d'un petit œuf de poule: Le cordon était indemne. Douleur assez vive pour rendre la marche presque impossible et entraver très considérablement le sommeil. Température normale ou peu s'en faut.

Une première injection faite à 11 heures, dès le soir, amène une sédation extrême de la douleur. La marche devient facile, même sans suspensoir. Le sommeil est bon.

Trois autres injections furent faites de jour en jour. Après la seconde, déjà, la palpation n'éveilla, pour ainsi dire, plus de douleurs, et le volume de l'organe fut diminué de plus d'un tiers dès le matin du troisième jour.

La troisième piqûre rendit l'épididyme indolore, soit spontanément, soit même à la pression modérée.

Une quatrième injection, 48 heures plus tard, faite pour consolider la guérison, ramena l'épididyme à son volume normal ne laissant persister qu'une minime induration sur la tête de l'organe.

L'écoulement uréthral, très faible dans ce cas, ne semble pas avoir été influencé notablement ; après la dernière piqûre, il renfermait encore du gonocoque.

Observation 123

Orchite blennorragique.

(Observation du professeur Troisfontaines, clinique dermatologique
de l'Université de Liège (Belgique.)

Dans ce cas, la blennorragie datait de six semaines, et l'épididymite de deux jours, quand je vis le malade.

L'épididyme intéressé avait le volume d'une mandarine. Le cordon était transformé en un cylindre uniformément résistant, semi-rigide, très douloureux à la moindre pression. Il s'agissait donc d'une funiculite intense. Faible élévation de température, écoulement uréthral très minime, marche et sommeil très fortement entravés.

Une seule injection suffit pour diminuer considérablement la douleur. Elle fut suivie de quatre autres, et, dans l'espace de sept jours, toute douleur cessa, même dans le cordon, dont le volume diminua de plus d'un tiers ; celui de l'épididyme de moitié, au moins.

L'écoulement reprit, par contre, une certaine intensité, et l'on put y retrouver du gonocoque.

Observaton 124

(Observation du professeur Troisfontaines, clinique dermatologique
de l'Université de Liège (Belgique.)

Chez ce sujet, l'épididymite, datant de neuf jours, était apparue quinze jours après l'infection gonococcique. Le testicule avait les dimensions d'un œuf de dinde, et il existait une déférentite très nette.

L'application, pendant huit jours, d'un bon suspensoir ouaté-caoutchouté n'avait que faiblement atténué l'intensité de la douleur et fait rétrocéder l'augmentation du volume de l'épididyme.

Quatre piqûres de vaccin firent, au contraire, complètement justice des phénomènes douloureux et ramenèrent le testicule et son épididyme au volume d'un œuf de poule. En même temps le canal déférent reprit presque toute sa souplesse.

Observation 125

Orchite blennorragique.

(Observation du professeur Troisfontaines, clinique dermatologique de l'Université de Liège (Belgique.)

Ce cas est trop semblable au précédent pour qu'il y ait lieu de le relater. Il existait cette fois encore de la diférentite. Pas de fièvre, écoulement faible avec gonocoques, même après les injections.

Celles-ci furent pratiquées au nombre de quatre. Elles firent, comme chez les autres patients, disparaître presque toute douleur dès le premier soir, et à la fin du traitement, les gonocoques ne se retrouvèrent plus.

Observation 126

Y...

Uréthrite et orchite blennorragique aigües.

(Observation du docteur Schwanhard, médecin inspecteur des écoles de Paris.)

Atteint d'une orchite droite dix jours après le début d'une uréthrite qui avait été soignée par les lavages au permanganate de potasse.

Lorsque je lui fais la première injection de vaccin, l'orchite datait d'une semaine ; l'épididymite était alors intense, les douleurs violentes ; une pression, même légère extrêmement douloureuse.

24 heures après la première piqûre, les douleurs cessent

localement. La palpation est possible, mais aucune diminution dans le volume, qui est celui d'une orange ordinaire.

48 heures après la première injection, deuxième injection. 24 heures après, le malade n'accuse plus de douleurs à la pression de l'épididyme, mais se plaint d'une tension très pénible dans le scrotum ; la vaginale, est en effet, très distendue. Cette distension par hydrocèle étant survenue rapidement, exaspérait les douleurs.

Pour calmer le malade, je lui retirai, par ponction, 50 grammes de sérosité. Les douleurs disparurent immédiatement pour ne plus reparaître. Le testicule paraît normal. L'épididyme est indolore et il ne reste qu'un petit noyau induré de la queue.

L'écoulement avait diminué au moment de l'apparition de l'orchite. Les injections de vaccin furent faites les 3 et 4 décembre.

Actuellement, il n'y a plus rien du côté testiculaire, et l'écoulement n'a pas reparu.

En résumé, deux injections ont suffi pour guérir cette orchite et l'uréthrite.

OBSERVATION 127

P... 23 ans

Orchite blennorragique.
(Observation du docteur Gabriel COLIN de Paris.)

Première blennorragie débute au commencement de juin 1913. Le malade consulte son médecin qui lui fait suivre un traitement antiphlogistique, puis un traitement par les basalmiques et par des injections de protargol.

La maladie traîne en longueur et se complique, au mois d'octobre, d'une orchi-épididymite du côté gauche, pour laquelle je suis demandé en consultation le 27 octobre.

Je constate l'existence d'une grosse épididymite aiguë, douloureuse dans l'urèthre. Très peu de sécrétion purulente ; une parcelle, recueillie et examinée, renferme des gonocoques ; gros filaments lourds dans les deux verres. L'un d'eux, examiné au microscope, contient des gonocoques. Repos au lit, glace en permanence, tisanes d'urétiques ; deux grammes d'urotropine et deux grammes de salol par jour.

Le 31 octobre, en possession du vaccin antigonococcique, j'en fais une première injection, puis une seconde le 2 novembre. Le lendemain de cette seconde injection, l'épididymite, beaucoup moins sensible, paraît commencer à décroître de volume.

Le 4 novembre, troisième injection ; quatrième le 6 novembre.

Le malade reprend ses occupations, assez fatigantes, le 6.

Après la quatrième injection, la sensibilité de l'épididyme est normale, la tuméfaction est sensiblement diminuée de volume. La sécrétion uréthrale contient encore des gonocoques ainsi que des filaments, beaucoup moins nombreux que ceux de l'urine.

Je conseille au malade de faire tous les jours de grands lavages uréthro-vésical avec une solution de permanganate de potasse à 0,25 pour 1.000, traitement suivi ponctuellement pendant 15 jours, du 6 au 20 novembre, et je fais, pendant ce temps, quatre injections de vaccin antigonococcique les 8, 11, 14 et 17 novembre.

J'ai continué ce traitement aussi longtemps, par précaution, en raison d'un voyage imminent que M. P... devait entreprendre, et de la nécessité de le guérir à temps sans l'exposer à une rechute. Mais, dès le 12, c'est-à-dire après la sixième injection de vaccin, l'épididyme était revenu à l'état normal, et je ne trouvais plus de gonocoques, ni dans le mucus uréthral, ni dans les filaments de l'urine.

Le 2 et le 23 novembre, expériences de la bière, du champagne et du nitrate.

Le 25 au matin, dernier examen bactériologique et urétroscopique. Guérison.

OBSERVATION 128

F...

Uréthrite blennorragique compliquée d'orchite et de prostatite.
(Observation du docteur Gabriel COLIN de Paris.)

Première uréthrite gonococcique ayant débuté le 18 septembre 1913. Traitée sans résultats par des lavages (permanganate, oxycyanure, protargol) compliquée d'orchi-épididymite gauche et de prostatite au début de novembre ; l'épididymite, après s'être améliorée, s'aggrave à nouveau au bout de quelques jours. Le massage de la prostate fait sourdre du pus gonococcique.

Première injection de vaccin le 24 novembre. Deuxième le 26. Troisième le 28. Quatrième le 30.

Dès la seconde injection le malade éprouve un mieux considérable. La douleur et le gonflement de l'épididyme diminuent. La sécrétion prostatique décroît après la quatrième injection. L'épididyme est tout à fait guéri. La sécrétion recueillie dans le canal et celle recueille après le massage prostatique ne renferment plus de gonocoques.

Le malade peut être considéré comme guéri. Mais, par précaution on fait encore, le 2 et le 6 décembre, deux dernières injections. L'urèthre est normal, ainsi que le testicule et la prostate. Les urines sont claires et sans filaments. Le malade est guéri.

OBSERVATION 130

C..., docteur en médecine

Uréthrite blennorragique compliquée d'orchite et de prostatite.
(Observation du docteur PIERROT, de Paris.)

1° Blennorragie, il y a trois ans, complication d'abcès prostatique ; 2° blennorragie un an après, avec orchite double et prostatite.

Blennorragie actuelle, début il y a un mois, compliquée d'une prostatite du lobe droit. Traitement : lavages au permanganate, massage de la prostate.

Aujourd'hui, écoulement insignifiant, léger degré de prostatite, douleurs au niveau de l'épididyme gauche ; 1° injection de vaccin le 12 octobre, amélioration notable après la deuxième injection ; amendement des symptômes prostatiques et orchitiques ; la prostate est moins dure et la douleur épididymaire a disparu.

Avec les injections suivantes, l'amélioration continue ; les filaments disparaissent dans l'urine et l'uréthrite est guérie ; la prostatite finit par disparaître et le malade est guéri au bout de sept injections la dernière le 6 novembre).

Le malade (médecin) a fait lui-même l'examen bactériologique de son écoulement à plusieurs reprises ; les gonocoques très abondants au début de l'affection, peu abondants au commencement du traitement, ont disparu rapidement.

OBSERVATION 131

B..., ingénieur, 25 ans

Orchite blennorragique.

(Observation du docteur MABILLE, de Caen.)

Contracte une blennorragie vers le 20 avril 1913. Traité aussitôt par les méthodes classiques, par les grands lavages. Part le 31 mai faire une période de 28 jours et abandonne momentanément tout traitement. Goutte tous les matins, et vers le 20 septembre, réapparition de l'écoulement épais, abondant. Reprise des lavages, mais le 31, octobre survient une prostatite, puis une orchite ; malade au lit, application de glace.

Le 9 novembre, le testicule est très volumineux, le cordon douloureux ; la température atteint 39° ; la morphine ne suffit pas à calmer les douleurs.

Une première injection de vaccin est pratiquée le soir, à 7 heures ; le lendemain, à la même heure, la douleur a complètement disparu ; 48 heures après, le testicule diminue considérablement et l'écoulement commence à se modifier.

11 novembre. — 2ᵉ injection, le mieux s'accentue jusqu'au 14 novembre, où le testicule est encore un peu gros, mais où le malade vient sans souffrir à son cabinet ; l'écoulement de vert épais qu'il était, est devenu fluide, transparent, et ne peut être mieux comparé qu'à du sperme. Son abondance a considérablement diminué et le 15 novembre, six jours après le début du traitement, il prend le train pour Paris, où il va voir sa fiancée, fatigue beaucoup, fait des repas plus copieux qu'à l'habitude, sans que l'écoulement en subisse le moindre contrecoup ; tout au plus le testicule s'augmente-t-il passagèrement, et encore très peu et sans douleur.

Les 17, 19 et 22 novembre, injections. Le malade est presque guéri.

Le 24, 7ᵉ piqûre ; son état paraît à peu près définitif et je hasarde, malgré l'orchite récente, un premier lavage au permanganate.

Le 26 novembre, quand il revient pour subir la 8ᵉ injection, le canal est sec et le testicule d'un volume normal. Comme il est question d'un mariage prochain, je fais, par excès de prudence, une 9ᵉ piqûre, le 28 novembre, et j'abandonne tout traitement local.

J'ai observé moi-même le canal et, le 29 novembre, un lever du malade, et je n'ai pas observé le moindre suintement. Guérison avec 7 injections.

OBSERVATION 132

X..., 32 ans

Uréthrite blennorragique datant de douze ans, compliquée d'orchite à
répétitions et de rhumatisme.

(Observation du docteur DELUCQ, de Vic Pezensas-Gers.)

A contracté la blennorragie en 1901, et depuis cette époque
n'a jamais réussi à s'en débarrasser complètement. L'écoulement, réduit habituellement à une goutte matinale, revenait
de temps à autre à l'état aigu et rapidement chaque recrudescence était immédiatement suivie d'une orchite longue à
disparaître. Au moment de la maladie, le malade avait ressenti les symptômes d'une cystite aiguë d'intensité moyenne.

En juillet 1913, l'écoulement a augmenté légèrement et
après l'orchite habituelle ont apparu des douleurs articulaires excessivement vives, localisées tout d'abord aux membres
supérieurs et inférieurs et sautant rapidement d'une articulation à une autre ; quinze jours plus tard, la colonne vertébrale a été le siège de douleurs aiguës, rendant le sommeil
impossible. Pendant deux mois, le malade a été obligé de
garder le lit presque continuellement, car les périodes d'acalmie n'étaient pas de longue durée. Tous les médicaments
classiques (salicylate de soude, salicylate de méthyle, révulsion, injections calmantes) ont été employés sans grand résultat. Fin août seulement, est survenue une légère amélioration qui a permis au malade de se rendre à Barlotano, où il
prit des bains de boue qui apportèrent un peu de soulagement, mais n'amenèrent pas la guérison. Le malade me
revint fin septembre, souffrant toujours, tantôt d'une articulation, tantôt d'une autre ; les mouvements de la colonne vertébrale étaient toujours douloureux.

Au début de novembre, ne sachant plus qu'ordonner, je

proposai à mon client d'essayer le vaccin antigonococcique. Le malade ayant accepté, je lui pratiquai tous les quatre jours une injection de 2 cc. 3 dans les muscles de la fesse. Dès la 4e piqûre, les douleurs s'atténuèrent et l'état général s'améliora.

J'ai continué les injections et, après la huitième, j'ai constaté une disparition complète des douleurs. Mon client, qui ne pouvait plus se livrer au plaisir de la chasse, vient de chasser une journée entière sans éprouver de fatigue. De plus, l'écoulement matinal a complètement disparu et je ne constate plus de filaments dans l'urine.

OBSERVATION 133

M. S..., 23 ans, Hôpital St-Roch

Orchite blennorragique.

(Observation du docteur CAMOUS, médecin des hôpitaux de Nice.)

Blennorragie datant de un mois et demi, orchite droite depuis 40 jours, quatre inoculations de vaccin antigonococcique les 24, 26, 28 et 30 octobre. Guérison rapide.

OBSERVATION 134

M. B..., 20 ans, Hôpital St-Roch

Orchite blennorragique.

(Observation du docteur CAMOUS, médecin des Hôpitaux de Nice.)

Première blennorragie il y a 2 ans et demi ; seconde il y a un mois. Orchite droite depuis trois jours.

Quatre inoculations de vaccin antigonococcique, les 24, 26, 28 et 30 octobre ; guérison rapide.

Observation 135

M. B..., 30 ans, Hôpital St-Roch

Orchite blennorragique.

(Observation du docteur Camous, médecin des Hôpitaux de Nice.)

Blennorragie aiguë datant de 20 jours ; orchite droite datant de sept jours.

Quatre inoculations de vaccin antigonococcique, les 24, 26, 28 et 30 octobre.

Cessation immédiate de la douleur ; guérison rapide.

Observation 136

M. M..., 23 ans, Hôpital St-Roch

Orchite blennorragique.

(Observation du docteur Camous, médecin des Hôpitaux de Nice.)

Blennorragie légère il y a deux ans ; blennorragie aiguë depuis 15 jours.

Orchite et funiculite droites datant de 10 jours.

Quatre inoculations de vaccin les 24, 26, 28 et 30 octobre.

Cessation de la douleur dès la première injection ; diminution rapide de volume du testicule. Guérison.

Observation 137

B..., 40 ans, entrepreneur

Orchite blennorragique.

(Observation du docteur Lehoucq, de Nice.)

Antérieurement, plusieurs écoulements ; blennorragie aiguë depuis six jours avec orchite récente ; la prostate est indemne.

Première inoculation de vaccin antigonococcique le 14 novembre ; grands lavages.

Revu le 16 ; les douleurs ont disparu ; le gonflement du testicule semble diminué ; seconde inoculation. Le 18, le malade, que sa profession oblige à marcher toute la journée, se trouve très bien ; troisième inoculation. Le 21, quatrième inoculation. Le malade se considère comme guéri.

OBSERVATION 138

S. A..., 18 ans, cuisinier

Orchite blennorragique aigüe, cystite.

(Observation du docteur C. ORTONA, médecin de l'hôpital colonial italien de Tunis.)

Contracte la blennorragie en août dernier, ne la soigne pas pendant 15 jours, puis suit des traitements variés : capsules d'arrhéol, injections de permanganate. Le malade abandonne finalement tous soins. L'écoulement paraît d'ailleurs arrêté et se borne à une goutte matinale. Le 27 et le 28 novembre, il subit quatre injections en deux jours d'une solution non déterminée ; ce traitement détermine, le 29, l'apparition d'une orchite du côté droit.

Vu pour la première fois le 30 novembre, le malade présente une tuméfaction de l'épididyme droit qui est très douloureux au toucher et, en outre, des symptômes de cystite (mictions fréquentes, brûlure dans le canal, érections nocturnes).

Cinq inoculations de vaccin sont pratiquées les 4, 6, 8, 10 et 11 décembre ; les phénomènes douloureux, la cystite cessent vite ; le 12, le malade est à peu près guéri. Il ne présente plus qu'une induration minime de l'épididyme.

OBSERVATION 139

M. N..., 30 ans, indigène tunisien, menuisier

Orchite blennorragique.

(Observation du docteur BOUHAGEH, médecin de l'Hôpital Sadiki, de Tunis.)

Entre le 1er octobre 1913 à l'Hôpital Sadiki. Blennorragie accompagnée d'orchite double, il y a 5 ans. L'écoulement a duré un an ; il est reparu l'an passé, pour céder après deux mois.

A l'entrée, le malade présente une orchite blennorragique datant de 15 jours et un léger écoulement. Le traitement ordinaire n'a pas modifié son état..

Sept inoculations de vaccin antigonococcique les 28 et 31 octobre, 3, 6, 12 et 15 novembre. Dès le lendemain de la première, la douleur s'atténue. Le 8 novembre, le testicule a repris son volume normal ; le 12, l'écoulement s'est tari. Le malade sort le 15, entièrement guéri.

OBSERVATION 140

S. b. M..., 23 ans, indigène tunisien, journalier

Orchite blennorragique.

(Observation du docteur BOUHAGEH, médecin de l'Hôpital Sadiki, de Tunis.)

Entre à l'Hôpital Sadiki le 28 octobre 1913. Il y a un an, le maalde présente une blennorragie bénigne d'une durée de 24 jours. Un nouvel écoulement aurait reparu, il y a deux mois, suivi, ces jours derniers, d'une orchite gauche obligeant le malade à garder le lit.

Quatre inoculations de vaccin antigonococcique, les 28 et 30 octobre, les 3 et 6 novembre. Dès le lendemain de la première inoculation, la douleur diminue et la résolution commence. Le 3 novembre, le testicule est redevenu normal et l'écoulement a disparu.

Le malade, totalement guéri, sort le 7 novembre.

OBSERVATION 141

A. b. S..., 23 ans, indigène

Orchite blennorragique aigüe.

(Observation de MM. DAIREAUX et MOUCHARD, médecins miitaires, à Tunis.)

Une première blennorragie, d'une durée de trente-quatre jours, en 1908. L'écoulement actuel date du 3 octobre. Il est abondant au moment où le malade entre à l'infirmerie (14 novembre) et s'accompagne d'une orchite. Inoculations de vaccin. les 17, 19, 25, 27 et 29 novembre ; diminution des douleurs après la première inoculation ; la résolution commence après la troisième ; le 29 novembre, le malade sort de l'infirmerie ; il ne souffre plus ; l'induration est en voie de résolution.

OBSERVATION 143

E. L..., 26 ans, chasseur d'Afrique

Orchite blennorragique aigüe.

(Observation de MM. DAIREAUX et MOUCHARD, médecins miitaires, à Tunis.)

Blennorragie au mois d'avril 1913 ; l'écoulement actuel date du 24 août. Il est peu abondant, mais s'est compliqué, le 25 septembre, d'une orchite.

Le 30 septembre, l'épididyme est volumineux, très douloureux ; la masse qu'il forme avec le testicule a le volume d'une mandarine. Huit inoculations de vaccin (intraveineuses). Après la première, les douleurs ont compètement disparu et la tuméfaction testiculaire a diminué. Après la seconde, il ne persiste plus que l'induration de la queue de l'épididyme. L'écoulement, réduit à une goutte très légère, n'est pas disparu à la sortie.

OBSERVATION 143

K..., 21 ans

Uréthrite et orchite blennorragique aigües.

(Observation de MM. DAIREAUX et MOUCHARD, médecins miitaires, à Tunis.)

Blennorragie datant du 14 août 1913 ; écoulement abondant jusqu'au 5 septembre. Etat actuel (10 octobre : le malade présente une orchite gauche, datant de 8 jours, très douloureuse, avec irradiations dans la cuisse gauche. Cinq inoculations de vaccin (les trois premières intraveineuses).

Le lendemain de la première inoculation, disparition compète de la douleur spontanée ; le gonflement de l'épididyme a diminué d'un tiers ; le malade peut marcher sans douleur. Après la troisième, il ne reste plus qu'une induration localisée à la tête de l'épididyme ; l'écoulement est réduit à une petite goutte matinale ; il n'y a pas de filaments dans l'urine. Guérison complète, y compris l'écoulement (malade revu le 4 novembre).

OBSERVATION 144

Indigène tunisien, 28 ans

Orchite blennorragique ancienne.
(Observation du docteur LAMOTTE, de Djerissa.)

Atteint depuis cinq à six mois d'orchite ; l'écoulement blennorragique est tari.

Le testicule droit seul est atteint, est gros, induré, douloureux ; six inoculations de vaccin antigonococcique à deux jours d'intervalle .La douleur disparaît. La régression du testicule s'accuse à la cinquième inoculation. Le malade est revu douze jours après la sixième inoculation ; le testicule est revenu à l'état normal.

OBSERVATION 145

M. L...

Orchite blennorragique.
(Observation du docteur J. LABROSSE, d'Alger.)

Blennorragie datant de deux mois ; orchite gauche datant de cinq jours, survenue à la suite d'une marche un peu prolongée effectuée sans suspensoir.

Première inoculation de vaccin, le 18 novembre.

Deuxième, le 20. La douleur spontanée a disparu. Diminution de la sensibilité à la palpation.

Troisième inoculation le 22 ; quatrième le 24. Le testicule est plus souple, et tout à fait indolore à la pression ; l'épididyme reste dur, l'écoulement s'est tari.

Cinquième inoculation le 26. Le testicule a brusquement diminué de moitié en 48 heures.

Sixième inoculation le 28. Le testicule a encore très sensiblement diminué. L'épididyme paraît un peu plus souple.

Septième inoculation le 1er décembre. Je permets au malade de marcher un peu. Revu le 5 décembre, le malade a fait plusieurs sorties à pied ; l'épididyme est induré, mais le malade se considère comme guéri, puisqu'il peut reprendre sa vie habituelle.

OBSERVATION 146

P.-G. M..., 20 ans

Orchite biennorragique.

(Observation du docteur ESPÉRANDIEU, de Souk-Ahras (Algérie.)

Orchite et funiculite gauches, datant de douze jours. Testicule très volumineux et très douloureux. Blennorragie au 28e jour ; deux inoculations de vaccin antigonococcique : la première, un samedi (15 novembre) ; douze heures après, la douleur a disparu ; la seconde, le lundi, c'est-à-dire 48 heures plus tard ; le mardi, le gonflement du testicule est totalement disparu. L'écoulement a été en même temps supprimé.

En somme, guérison complète en trois jours et deux inoculations.

OBSERVATION 147

M..., Saïd, Kabyle, 25 ans, Fort National

Orchite blennorragique.

(Observation du docteur GARNIER, médecin-chef de l'hôpital militaire
de Fort National (Algérie.)

Le 4 novembre 1913, M... Saïd a contracté un écoulement
purulent de l'urèthre, accompagné de sensations de brûlu-
res vives, avant et après les mictions, qui sont pressantes et
fréquentes. Cet écoulement est apparu, aux dires du malade,
huit jours après un coït suspect.

Le vendredi 15 novembre, M..., qui ne suit aucun traitement, ressent brusquemnt une douleur qui va s'irradiant le
long de son cordon gauche vers le testicule. Dans la même
journée, le testicule s'hypertrophie considérablement ; le malade, marchant très difficilement, s'alite.

Tous ces phénomènes, très douloureux, s'accompagnent
de fièvre.

A son entrée à l'hôpital de Fort National, le 18 novembre
1913, nous posons le diagnostic d'orchite blennorragique. Le
pus uréthral examiné au microscope contient de nombreux
gonocoques.

Le jour même de son entrée, nous lui faisons une inoculation de vaccin antigonococcique.

Trois autres inoculations sont pratiquées les 20, 22 et 24
novembre.

Le dernier jour, le testicule est revenu à son état normal. Il reste cependant un peu d'induration à l'épididyme.
Vers la queue persiste un léger noyau. Ce jour même le malade sort.

Le 12 novembre, nous revoyons le malade. Il n'a plus
d'écoulement ; toujours un noyau à son épididyme. Plus de
douleur. Le malade vaque sans inconvénients à ses occupations fatigantes de commerçant indigène.

Observation 148

M. Salem, Kabyle, 23 ans, Fort National

Uréthrite blennorragique et orchite à répétitions.

(Observation du docteur Garnier, médecin-chef de l'hôpital militaire
de Fort National (Algérie.)

Blennorragie avec orchite, il y a six ans. Ne s'est jamais soigné sérieusement. Blennorragie et orchite à répétitions.

Lorsqu'il vient nous consulter, ses deux testicules sont très hypertrophiés et très douloureux au toucher.

Première injection le 30 novembre.

Le 2 décembre, le malade va déjà mieux.

Le 4 décembre, seconde inoculation. Il n'accuse plus de phénomènes douloureux. Il se déclare lui-même guéri. Troisième inoculation.

Jusqu'à ce jour, 13 décembre 1913, il n'est pas reparu à notre consultation. Certains de ses amis, interrogés par nous, ont affirmé qu'il était guéri.

Observation 149

M... Léon, 23 ans, Fort National

Orchite blennorragique.

(Observation du docteur Garnier, médecin-chef de l'hôpital militaire
de Fort National (Algérie.)

A 19 ans, première blennorragie qui guérit.

L'infection actuelle remonte à deux mois. A son début, elle présentait tous les symptômes de la blennorragie banale. Il y a un mois, le malade a eu une orchite à gauche.

Nous constatons, à notre premier examen, un testicule volumineux et présentant une certaine sensibilité. Gonocoques.

Quatre inoculations de vaccin, les 20, 22, 24 et 26 novembre.

Après la troisième, tous les phénomènes inflammatoires et douloureux rétrocèdent.

Le 27 novembre, l'épididyme a repris son état normal.

Le 3 décembre, le malade peut être considéré comme guéri.

Nous le revoyons, le 6 décembre, à la suite d'excès alcooliques et génésiques, qu'il nous avoue. Il ne présente aucun écoulement, ni aucun phénomène anormal du côté de ses cordons et de ses testicules.

OBSERVATION 150

J. B..., 24 ans, négociant

Orchite blennorragique aigüe.

(Observation du docteur HAŸAT, de Tunis.)

Présente, depuis trois jours, de la fièvre, de la courbature, de l'embarras gastrique, de la céphalée et des douleurs au bas-ventre.

A l'examen, je trouve une orchi-épididymite aiguë au cours d'une blennorragie uréthrale banale.

Traitement : purgation, quinine et glace les deux premiers jours, puis inoculation de vaccin à la dose d'un demi-centimètre cube pendant deux jours consécutifs. Le malade éprouve un soulagement manifeste et peut marcher.

Le sixième et le huitième jour, j'injecte un centimètre cube chaque fois. Le malade se plaint de douleurs au cours de l'inoculation. Mais l'épididymite fond avec une rapidité étonnante.

J'arrête le traitement à la cinquième inoculation, car le volume de l'épididyme était gros comme un de ces petits citrons que l'on voit à Tunis, et ne ressemple plus qu'à un haricot.

Toutes ces comparaisons sont faites pour donner une idée de l'amélioration successive de l'état local.

Le 27 décembre, je revois le malade. Il ne présente aucune trace de son épididymite.

OBSERVATION 151

V. L..., 23 ans, étudiant en droit

Orchite blennorragique aigüe.

(Observation du docteur R. SALLE, élève du service de santé militaire, Lyon.)

Blennorragie chronique datant de deux ans.

Le 6 novembre, ressent brusquement une violente douleur abdominale ; nuit agitée.

Le lendemain, bourse gauche et rouge, tendue, très douloureuse.

Température de 38°. Nous faisons, le soir même, une inoculation de vaccin de Nicolle. Les douleurs se sont calmées très rapidement, le malade a pu dormir une partie de la nuit ; le lendemain, l'état local est très amélioré ; tuméfaction occupant surtout l'épididyme. Température 37°3. Etat stationnaire. Le 9 novembre, deuxième inoculation. Le 10 novembre, tous les symptômes ont disparu, sauf une légère induration au pôle supérieur de l'épididyme ; les mictions sont légèrement douloureuses ; l'écoulement réduit auparavant à une goutte purulente le matin, augmente légèrement et devient sérieux. Gonocoques peu abondants.

Nouvelles inoculations le 11, le 14 et le 17, soit cinq au total. La miction est redevenue normale, l'écoulement a complètement disparu. Après la cinquième inoculation, l'induration épididymaire est résorbée. Guérison absolue. Le malade ne présente aucune réaction. Piqûres assez douloureuses.

(Cité par R. Salle dans sa thèse inaugurale : « Sérothérapie et Vaccinothérapie de la Blennorragie », Lyon, 1913.)

OBSERVATION 152

B..., 24 ans, étudiant en médecine

Orchite blennorragique aigüe.
(Observation du docteur AUGAGNEUR, de Lyon.)

Le malade vient nous voir pour la première fois le 18 octobre 1913, porteur d'une blennorragie. L'affection a débuté vers le 3 ou le 4 octobre. Le malade n'a suivi aucun traitement, ni régime spécial.

Nombreux gonocoques à l'examen bactériologique. On donne au malade des cachets d'urotropine et de benzoate de soude ; on y associe un régime alimentaire classique. Malgré nos conseils, il fait, le dimanche 26 octobre, une longue promenade à bicyclette. Le malade ressent, le lundi après-midi, quelques vives douleurs dans la région inguinale gauche ; il a de la fièvre ; même état le mercredi ; le malade est obligé de garder le lit ; les douleurs s'accentuent encore ; il nous fait demander.

A l'inspection, la moitié gauche du scrotum présente un gonflement considérable, la peau est rouge. La palpation est extrêmement douloureuse et l'on ne perçoit que difficilement le gonflement épididymaire ; réaction inflammatoire très nette du côté du cordon. Douleurs très vives, s'irradiant dans la région crurale. Le malade ne peut rester debout ou assis ; le repos au lit n'amène qu'une légère diminution des douleurs.

Nous faisons une injection intra-musculaire de vaccin de Nicolle. Le lendemain, nous constatons une très grande amélioration ; les douleurs ont cessé six heures environ après l'injection, le malade ne souffre plus que lorsqu'on l'examine. Le gonflement est diminué de moitié, l'épidyme est encore gros, la réaction inflammatoire siégeant au niveau du cordon a disparu.

Une seconde injection est faite le lendemain. L'amélioration s'accentue rapidement ; le scrotum revient à un état normal. Le malade, ayant reçu une troisième injection, peut se lever et reprendre ses occupations.

(Citée par R. Salle, dans sa thèse inaugurale : *Sérothérapie et vaccinothérapie de la blennorragie. Lyon, 1913.*)

OBSERVATION 153

X..., 28 ans, gardien de la paix

Orchite blennorragique aigüe.
(Observation du docteur AUGAGNEUR, de Lyon.)

Est atteint d'une blennorragie datant de trois semaines environ. Il a été vu par un médecin qui lui a prescrit le traitement ordinaire : régime alimentaire et cachets de Salol, et le port d'un suspensoir, précaution que le malade n'observe pas.

Pendant une tournée de nuit, il commence à percevoir quelques vives douleurs dans les bourses, principalement du côté droit ; il continue cependant son service. Il se repose toute la journée du lendemain, mais le soir, au moment de prendre son tour de garde, il se sent mal à son aise et nous fait appeler. Nous constatons l'existence d'une orchi-épididymite typique : gonflement, douleurs vives avec sensation de compression du testicule ; état général influencé : nausées, vomissements, 38°5.

A 9 heures et demie, nous faisons une injection intraveineuse de vaccin de Nicolle.

Le lendemain, le malade nous déclare que son testicule ne le fait plus souffrir, mais il a une céphalée violente, et sa température est montée à 40°, environ huit heures après l'injection. Les maux de tête et la fièvre ayant disparu, dans l'après-midi, nous faisons une deuxième injection, mais intra-musculaire. On observe, cette fois, aucune réaction, le malade se dit guéri, mais comme il persiste encore un peu de gonflement épididymaire, nous faisons une troisième injection ; le malade demande alors de reprendre son service.

Quelques jours plus tard, on lui fait un traitement par des injections de permanganate, car il persiste encore un léger écoulement muqueux. On ne constate, à l'examen bactériologique, que quelques rares gonocoques.

(Citée par R. Salle, dans sa thèse inaugurale : *Sérothérapie et vaccinothérapie de la blennorragie*. Lyon, 1913.)

3° CYSTITES — PROSTATITES

OBSERVATION 154

M..., 39 ans, Algérien

Cystites blennorragiques.

(Observation du docteur P. REMLINGER directeur de l'Institut Pasteur de Tanger.)

Une première blennoragie à 23 ans, une deuxième à 32 ans ont évolué et guéri sans complications.

M... en a contracté une troisième, il y a deux mois. Une amélioration notable était survenue spontanément, il y a trois semaines, et le malade se croyait à peu près guéri, lorsqu'il y a dix jours, il présenta tout à coup une pollakiurie (une vingtaine de mictions dans les 24 heures), des douleurs vives pendant, et surtout, après la miction ; une sensation permanente de pesanteur douloureuse au périnée, enfin, un trouble marqué des urines. Il se soigne peu ou pas, et présente, lorsqu'il vient nous trouver, le 17 octobre, les symptômes classiques d'une cystite aiguë d'intensité moyenne. L'examen microscopique du dépôt muco-purulent, très abondant, abandonné par l'urine, confirme le diagnostic. Cet examen ne montre pas de gonocoque, mais il existe encore un peu d'écoulement uréthral dans lequel ce microorganisme est facilement mis en évidence.

Le 17 octobre, injection, sous la peau de l'abdomen, de 8 gouttes de vaccin. Aucune réaction locale, ni générale.

Le lendemain, le malade accuse déjà un soulagement très marqué. La sensation de pesanteur au périnée a complètement disparu, et il n'y a presque plus de douleur à la miction. La pollakiurie a diminué de moitié. Injection de 12 gouttes de vaccin.

Troisième injection (10 gouttes), le 19 octobre. Le malade se trouve tout à fait bien et n'urine plus que cinq fois dans les 24 heures. Toute douleur a disparu. Dans les urines, te dépôt purulent a beaucoup diminué, mais il persiste encore en partie. Aussi conseillons-nous de continuer les inoculations.

Le 20 octobre, quatrième inoculation de 10 gouttes de vaccin. Mais M... s'estime complètement guéri ; il considère comme négligeable le trouble peu marqué du reste des urines et trouve inutile de se soumettre à une nouvelle injection.

OBSERVATION 155

X..., 38 ans

Cystite blennorragique et prostatite chez un rétréci.
(Observation du docteur HALFON, de Sousse (Tunisie).

Blennorragie ancienne datant du service ; symptômes de rétrécissement ; phénomène de cystite à la suite d'un voyage à Paris, l'été dernier.

Etat actuel : rétrécissement peu étroit de l'urèthre membraneux, prostate grosse, cystite (miction fréquente, douloureuse, urine très trouble).

Trois inoculations de vaccin antigonococcique, combiné au lavage du permanganate.

Dès la troisième, la miction diurne est réduite à la normale. La nuit, le malade ne se réveille qu'une fois pour uriner. L'urine est redevenue claire et la miction est plus facile.

OBSERVATION 156

K... ben A. B., 26 ans, garde beylical

Urethrite blennorragique aigüe, compliquée de cystite.

(Observation de MM. DAIREUX et MOUCHARD, médecins militaires à Tunis.)

Blennoragie datant de quatre jours ; écoulement abondant, cystite légère.

Huit inoculations de vaccin : les deux premières intra-veineuses, du 15 octobre au 7 novembre.

A la suite de la première inoculation, l'écoulement diminue notablement. La cystite est guérie après la quatrième.

Lorsque le malade sort, le 7 novembre, il ne présente plus qu'une goutte matinale très faible.

OBSERVATION 157

S. S...

Uréthrite blennorragique chronique, compliquée de prostatite.

(Observation du docteur E. CASSUTO, médecin municipal de Tunis.)

Blennorragie ancienne datant de six mois. Présence de gonocoques. Léger écoulement muco-purulent. Le malade fatigué de se soigner, a abandonné tout traitement depuis deux mois.

Il se présente à mon cabinet pour une légère épididymite datant de la veille, compliquée de vaginalite assez intense. Légère prostatite. Le malade est monorchidien.

Traitement : vaccinothérapie. Une piqûre tous les jours pendant quatre jours. Port d'un supensoir, et demi-repos.

Après la quatrième piqûre, l'orchiépididymite a disparu, mais il s'établit un écoulement assez abondant et purulent. Je continue la vaccinothérapie combinée avec des lavages à l'oxycyanure et des massages de la prostate.

Ce malade ne s'est plus présenté à mon cabinet depuis dix jours, mais il m'a déclaré, le 22 décembre, qu'il allait tout à fait bien.

OBSERVATION 158

Uréthrite blennorragique, prostatite.
(Observation du docteur Georges LUYS, de Paris.)

Malade atteint d'uréthrite à gonocoques compliquée de prostatite (lobe droit de la prostate). Les lavages et massages n'amènent aucune amélioration. Cinq inoculations de vaccin antigononoccique à deux jours d'intervalle.

Aucune amélioration à la suite des quatre premières, mais, brusquement, après la cinquième, les urines s'éclaircissent, les filaments disparaissent et la sensibilité de la prostate devient nulle.

OBSERVATION 159

L..., gardien de la paix

Blennorragie prostatique, douleur lombaire.
(Observation du docteur A. HÉBERT, médecin des Hôpitaux de Rouen.)

Blennorragie datant de un mois : prostatite, douleurs lombaires vives. Inoculation de vaccin les 20, 22, 24 et 27 octobre.

Les douleurs lombaires ont disparu, le 21. La prostate n'est plus sensible à la pression le 23. L'écoulement et le gonocoque persistent encore le 24.

Le 31, le malade est guéri de tous ces accidents.

OBSERVATION 160

X..., 33 ans

Prostatite blennorragique.
(Observation du docteur Addad de Bône (Algérie).

A 17 ans, blennorragie qui a duré trois mois. Traitée au permanganate, A 26 ans, nouvel écoulement, compliqué d'orchite guérie au bout de deux mois.

Il y a quatorze mois, blennorrée et prostatite. La prostatite passe à l'état chronique. On masse la prostate depuis six mois. Le liquide prostatique évacué est d'abord très épais, puis un peu plus filant, mais jaunâtre. La prostate est grosse.

En août, le massage fait sourdre un liquide plus clair, mais toujours un peu épais. L'examen microscopique révèle la présence de quelques gonocoques déformés, de polynucléaires et de mononucléaires.

Le malade est soumis, le 16 août, au traitement par le vaccin antigonococcique (voie intraveineuse). Tout de suite après l'injection, le malade est pris d'un gros malaise.

Le 18 août, le liquide évacué par le massage est nettement plus filant et plus clair.

La deuxième injection, faite le 19 août, est suivie d'un léger malaise. Le lendemain, le liquide a une teinte légèrement jaunâtre, presque normale.

Le 22 août, la prostate est molle dans toute sa surface, l'induration centrale a presque complètement disparu. Le liquide prostatique est presque fluide.

Troisième injection le 26 août. Quatrième injection, mêmes troubles. Le 28, la prostate est normale. Le liquide présente quelques gouttes légèrement jaunâtres. Le reste est filant et blanc.

Le malade ne présente aucun trouble à partir de la cinquième injection (29 août). Deux autres injections sont faites le 2 et le 6 septembre.

Le 27 octobre, le liquide prostatique est normal ; la prostate ne présente rien de particulier au toucher.

L'examen microscopique de liquide pratiqué à deux reprises, en septembre et dans la première quinzaine d'octobre, a été négatif (pas de gonocoques).

OBSERVATION 161

Prostatite et vésiculite blennorragique.
(Observation du docteur COLIN, de Paris.)

Première blennorragie il y a quatre ans, bien guérie. Deuxième blennorragie débute en janvier 1913, compliquée de prostatite et de vésiculite gonococciques.

Avant de venir à mon cabinet, le malade a été soigné plus de cinq mois par un de mes confrères, spécialiste très compétent, qui lui a fait sans succès des lavages, des massages, des traitements uréthroscopiques. Dès qu'on arrêtait ce traitement, l'écoulement purulent, gonococcique, réapparaissait, au point que ce confrère pensait à une intervention chirurgicale sur la vésicule droite particulièrement atteinte et rebelle à tout traitement.

C'est, effrayé par cette perspective, que le malade vint à mon cabinet au mois de juin 1913. Je ne puis que constater l'existence des lésions préalablement diagnostiquées : infiltrations molles dans l'urèthre antérieur, prostatite et vésiculite avec issue, par le massage, du pus gonococcique.

Je traitai, à mon tour, ce malade, pendant près de quatre mois, sans résultats : massages, lavages, instillations, hautes dilatations avec le dilatateur-laveur de Kolmann, rien n'y faisait. Dès que nous arrêtions le traitement plus de 48 heures, l'écoulement revenait abondant, contenant toujours des gonocoques.

Je désespérais d'arriver à une solution heureuse, lorsque le vaccin antigonococcique est venu nous tirer, mon malade et moi, d'embarras.

Le 4 novembre, première injection de vaccin. Je fais continuer au malade de simples injections uréthrales avec une solution de protargol à 1/200e. Eles furent continuées jusqu'au 17 novembre, jour de la cessation du traitement.

Le 6 novembre, deuxième injection de vaccin. Les filaments sont beaucoup moins nombreux, moins gros et moins lourds, ils renferment encore quelques gonocoques.

Le 8, troisième injection de vaccin.

Le 11, quatrième injection de vaccin.

Le 14, cinquième injection de vaccin. Mucus et filaments recueillis dans l'urine sont aseptiques.

Le 17 novembre, sixième injection de vaccin. Urine claire et sans filaments. Cessation de tout traitement.

Le 18 novembre, expérience de la bière et du champagne; réaction du nitrate d'argent.

Le 19, je constate la guérison absolue. Le mucus uréthral ne contient pas de microbes.

J'ai revu ce malade le 22. La guérison ne fait plus de doute et est un fait accompli.

OBSERVATION 162

Uréthrite chronique à récidives Spermatocystite.
(Observation du docteur Georges Luys, de Paris.)

Malade atteint d'une uréthrite à gonocoques, récidivant perpétuellement par suite d'une spermatocystite gauche à gonocoques.

Six inoculations de vaccin antigonococcique. Dès la seconde, les urines, qui contenaient des filaments, sont devenues beaucoup plus claires.

Après la sixième, le malade ne présente plus la goutte matinale dont il se plaignait depuis si longtemps, malgré, les traitements suivis.

OBSERVATION 163

P..., employé d'administration, 52 ans

Uréthrite chronique, prostatite et vésiculite chez un rétréci.
(Observation du docteur PIERROT, de Paris.)

Blennorragie, il y a 20 ans, de laquelle reste une prostatite chronique avec douleurs prostatiques et vésiculite chronique. Il existe aussi un rétrécissement pour lequel le malade se passe, de temps en temps, des Béniqué. Enfin, assez souvent, goutte militaire. Filaments dans l'urine.

Première injection le 18 octobre. Il est entendu que l'on fera un examen bactériologique. Mais, dès la première injection, la goutte militaire disparaît et ne reparaît plus, même lorsque le malade fait une séance de dilatation par les Béniqué, ce qui a lieu à deux reprises pendant le traitement.

Disparition des douleurs prostatiques après la quatrième piqûre (30 octobre). L'urine ne contient plus de filaments. On fait encore 2 piqûres pour plus de sûreté. Le malade se considère comme guéri.

OBSERVATION 164.

X... 27 ans, agent de police.

Cystite blennorragique
(Observation du docteur AUGAGNEUR, de Lyon.)

Blennorragie datant de 4 semaines. Le malade suit régulièrement un régime qui lui a été prescrit, mais faisant partie de la brigade cycliste il a voulu continuer son service.

L'affection a débuté par le besoin impérieux d'uriner survenant à tout instant; la miction est douloureuse avec épreintes vers la fin. Ne pouvant continuer son service, il nous fait appeler. Nous posons le diagnostic d'uréthro-cystite blennorragique. Le besoin d'uriner se fait sentir toutes les 10 minutes environ. La nuit le malade est obligé de se lever avec précipitation pour ne pas uriner au lit. L'examen des urines révèle un dépôt purulent considérable, le malade nous dit avoir vu apparaître quelques gouttes de sang. L'état général est mauvais, bien qu'on ne voit pas d'élévation de température, cet état est dû à l'insomnie et à la surexcitation.

On fait une première injection intraveineuse de vaccin de Nicolle. Le malade éprouve dans la nuit une céphalée violente et de la fièvre qui se calment dans la matinée. Le premier résultat est la diminution des douleurs en qualité et en fréquence. Le malade peut rester une heure sans éprouver le besoin d'uriner. Les urines sont toujours purulentes. Une deuxième injection amène une amélioration considérable, les urines s'éclaircissent, le malade n'urine plus que toutes les trois heures. Une troisième et quatrième injection complètent la guérison. Au bout de huit jours, l'écoulement n'a pas reparu. Le canal est sec, les mictions normales.

(Citée par M. Salle dans sa thèse inaugurale : Sérothérapie et Vaccinothérapie de la blennorragie. Lyon, 1913.)

OBSERVATION 165

L. G..., 22 ans, 99e infanterie.

Cystite blennorragique, hématuries.

(Observation de M. le médecin principal TOUBERT, Hôpital Desgenettes,
Lyon.)

Pas d'antécédents à signaler.

Blennorragie datant du 20 octobre, écoulement très faible, mictions douloureuses, érections nocturnes pénibles.

Le 7 novembre, douleurs abdominales très fortes. La miction est suivie de l'émission d'une petite quantité de sang. Urines troubles, brunâtres, pollakurie accentuée.

(Mictions toutes les 15 à 20 minutes) oligurie.

Le malade entre à l'hôpital de 11 novembre. Douleurs lombaires au niveau du rein gauche. Insomnie. Le malade urine environ toutes les 10 minutes. Urines rouges foncées, dépôt purulent abondant. Mauvais état général, le malade est traité par le salicylate de soude puis par l'urotropine.

20 novembre, amélioration très légère. Le malade urine encore 6 ou 7 fois par heure, urine toujours très trouble et sanglante. On pratique une injection du vaccin Nicolle dans la nuit qui suit, le malade n'urine plus que toutes les demi-heures.

21 novembre, le malade se sent très amélioré, il n'urine plus que toutes les heures. Urines de teinte jaune ambrée. Dépôt blanchâtre abondant.

22 novembre, douleurs dans la région costoiliaque gauche, température 38°. Le soir, deuxième inoculation. Le malade n'urine plus que toutes les 3 ou 4 heures. Urines beaucoup plus claires ne présentant plus trace de sang.

23 novembre, état général bien meilleur. Le malade n'urine plus que trois fois dans toute la journée. Il a dormi toute la nuit précédente et ne s'est relevé que deux fois pour uriner. Température, le matin 37°5, le soir 38°.

Plus d'écoulement uréthral.

24 novembre, la température est revenue à la normale. Elle s'y maintiendra par la suite. On fait une troisième inoculation. Les douleurs de la pollakiurie ont disparu, les urines sont de quantité et de teinte normales, dépôt très léger.

26 novembre, quatrième inoculation de vaccin.

27 novembre, reprise de l'hématurie, urines teintes en rouge, presque plus de dépôt.

28 novembre, cinquième inoculation. Reprise de l'écoule-

ment peu abondant. Gonocoques rares à l'examen bactériologique.

29 novembre, disparition de l'hématurie et de l'écoulement,
le malade ne souffre plus du tout à la miction, il urine norma-
lement les urines sont claires et abondantes. L'état général
est redevenu très bon.

30 novembre, le matin on constate un léger suintement
uréthral dans lequel on met très difficilement en évidence le
gonocoque. Le malade est encore en cours de traitement.

La vaccinothérapie a eu une action très remarquable, dans
ce cas sur les phénomènes douloureux et inflammatoires très
marqués ; dès le début du traitement l'état général a été très
heureusement influencé. Le malade, qui ne pouvait faire un
mouvement dans son lit sans souffrir, se levait dès le lendemain de la première injection.

(Citée par M. Salle dans sa thèse inaugurale : Sérothérapie et vaccinothérapie de la blennorragie. Lyon, 1913.)

OBSERVATION 166.

G..., horticulteur, 30 ans.

Prostatite blennorragique.
(Observation du docteur AUGAGNEUR, de Lyon.)

Est porteur d'une blennorragie depuis quatre semaines jus-
ques à présent, le malade s'est soigné lui-même en buvant
des tisanes diurétiques et en prenant des capsules de santal.
Il y a 4 ou 5 jours, il a voulu essayer de grands lavages, il
en a fait 3, puis a cessé, les trouvant trop douloureux. La
miction est devenue peu à peu de plus en plus difficile.
Le malade éprouve une pesanteur périnéale considérable
avec de vives douleurs qui sont bientôt insupportables, la
défécation est presque impossible, ténesme rectal accentué

avec sensation de déchirement du rectum. Le toucher très douloureux fait sentir une grosse tuméfaction de la prostate. La température est à 39°5, on fait une injection intramusculaire de vaccin de Nicolle ; le lendemain le malade qui a passé une nuit assez bonne déclare ne plus souffrir, et ne plus éprouver que quelques lancées périnéales. Au toucher, la prostate n'a pas diminué de volume. La température est tombé à 37°8. Le matin, le soir elle est de 38°1.

Sur la demande du malade on pratique une deuxième injection intramusculaire. Les douleurs persistant encore jusque là disparaissent complètement quelques heures après. La température est redevenue normale le toucher rectal montre une légère diminution de la prostate. Une troisième et une quatrième injection sont faites et le malade peut reprendre son travail. La miction et la défécation sont normales ; il persiste un gonflement très léger de la prostate.

4° RHUMATISMES

OBSERVATION 167 (personnelle)

G. 32 ans, entré le 10 octobre au Pon H., n° 22.

Rhumatisme puis cystite et pyélonéphrite.

Amené par l'ambulance urbaine (la Croix Verte) pour des douleurs très violentes localisées au genou droit depuis 48 heures. Quelques phénomènes généraux, fièvre, inappétence, langue sale, accompagnent ces douleurs.

Un prmier examen rapide, révèle de suite une goutte uréthrale purulente, très abondante. Le malade déclare avoir contracté, il y a quinze jours, une blennorragie.

Il s'est traité par des injections au permanganate, et devant travailler, malgré tout, emportait sa seringue dans sa poche, puisait l'eau à la première prise venue, et se faisait son injection sans aucune précaution d'antisepsie quelconque.

L'effet de ce traitement ne s'est pas fait attendre, les mictions ne tardaient pas à devenir de plus en plus douloureuses, les urines se troublaient et laissaient, au fond du vase, un dépôt crèmeux. Il y a 48 heures, enfin, apparaissent les premiers symptômes de l'arthrite.

Actuellement, le genou droit est très tuméfié, le cul de sac sous-quadricipital se dessine nettement, très tendu, et remontant à quatre travers de doigts environ, au-dessus de la rotule. Le genou est à demi fléchi, et le malade le soutient avec sa main, le poids même des couvertures est intolérable ; quant à la palpation même légère, elle fait pousser des cris au malade.

Les urines sont troubles à l'émission, surtout celles que l'on recueille dans le second verre.

Rien à signaler aux différents appareils.

On commence immédiatement les injections de vaccin.

12 octobre, $\frac{1}{2}$ cm³ de Dmégon. Diminution marquée de la douleur.

14 octobre, deuxième vaccin. La douleur persiste quoique atténuée, mais l'épanchement est en grande partie résorbé.

16 octobre, troisième dose. La température a subi une défervescence en lysis très nette. Le malade peut plier son genou sans douleur. Ce n'est qu'à la limite du mouvement de flexion qu'il ressent une sensation de plénitude douloureuse dans son articulation.

En même temps que le malade signale, de lui-même, la grande amélioration survenue dans son arthrite, il attire l'attention sur des petites douleurs, très supportables, dit-il, dans les articulations interphalangiennes, dans la sterno claviculaire et dans la temporo-maxillaire.

18 octobre, on trouve le malade debout, se promenant dans les jardins, il déclare ne plus souffrir du tout, malgré cela,

on le remet au lit, les phénomènes précédemment signalés dans les différentes jointures ont complètement disparu.

L'écoulement persiste, ainsi que la cystite. Celle-ci est particulièrement douloureuse. On commence de grands lavages de la vessie avec du permanganate faible (0,25/1.000). Application de sangsues au périnée, lavements chauds, suppositoires de belladone. Les douleurs disparaissent rapidement.

L'examen des urines a montré de nombreux gonocoques, de grandes cellules épithéliales desquammées et de nombreux globules de pus.

23 octobre, quarième dose de vaccin.

L'écoulement a diminué beaucoup, il est blanchâtre et filant.

1er novembre, l'écoulement persiste le matin. La cystite a beaucoup diminué, les douleurs ont disparu, mais les urines sont toujours purulentes.

9 novembre, le malade se lève et marche sans aucune gêne, il demande à sortir, mais sur l'avis du médecin, prolonge son séjour à l'hôpital. L'hydrarthrose a complètement disparu. Persistance des symptômes urinaires.

14 novembre, le malade se plaint de quelques douleurs lombaires, la température est montée à 37°6 ce soir. Injection de vaccin 0 cm. 50.

16 novembre, les douleurs lombaires persistent, avec prédominance à droite, les urines sont franchement purulentes, le dépôt est aussi abondant dans les deux verres.

On fait trois ventouses scarifiées au triangle de Jean Louis Petit.

17 novembre, la température est montée à 39°7, les douleurs ont augmenté, les urines paraissent beaucoup plus troubles. Présence de nombreux gonocoques dans les leucocytes. Injection de ½ cm. de vaccin.

18 novembre, la température est de 38°3 ce soir, ces douleurs lombaires ont beaucoup diminué.

19 novembre, la température est remontée à 39°5. Injection de ½ cm. de vaccin.

20 novembre, 37°7 ce matin, grosse amélioration. Le malade se trouve soulagé.

22 novembre, après une nouvelle ascencion thermique, hier la température est de 37°1. Disparition des douleurs, le palper bimanuel ne révèle rien dans les deux fosses lombaires.

25 novembre, plus de phénomènes douloureux, la température vespérale n'a plus dépassé 37°3. On fait cependant une injection de 0 cm³, 5 de vaccin.

1er décembre, ce matin, frissons. La température est de 38°5, ce soir 39°', vaccin ½ cm³. Douleurs lombaires.

3 décembre, 37°9 ce soir, diminution marquée des douleurs. Les urines sont toujours troubles.

10 décembre, le malade va bien, plus de douleurs, le pus persiste cependant dans l'urine, en très faible quantité.

OBSERVATION 168 (personnelle).

P. 25 ans, électricien.

Rhumatisme blennorragique de genou gauche, datant de deux mois.
Six injections. Guérison.

Le malade se présente à la consultation de l'Institut Pasteur, pour un écoulement se réduisant à une goutte matinale purulente, et pour du rhumatisme du genou gauche.

L'impotence est assez considérable, le malade boite d'une façon assez marquée. Il ne peut que très difficilement s'élever sur sa jambe malade, et son métier d'électricien l'obligeant à monter sur des échelles, il se trouve très gêné. A l'examen, genou globuleux, hydrarthrose très nette, pas ou peu d'atrophie du quadriceps, douleurs supportables. On commence le traitement le 3 novembre. Dès le 5 on note une grande amélioration dans le genou. Le choc rotulien persiste toujours.

7 novembre, troisième injection. L'écoulement ne paraît pas influencé beaucoup. On fait faire de grands lavages, mais l'impotence a bien diminué. Les douleurs ont complètement disparu. Le choc rotulien est moins net.

19 novembre, quatrième injection. L'amélioration continue.

12 novembre, cinquième injection. Le malade peut monter sur une chaise avec son genou malade, ce qui lui était complètement impossible huit jours avant.

15 novembre, sixième injection, le malade n'a pas été revu. Il avait toujours une goutte matinale purulente.

Observation 169 (personnelle)

R. 26 ans.

Tatalgie depuis 2 ans, dans le talon gauche, à la suite d'une blennorragie datant de cette époque. Six injections. Grande amélioration.

Le malade se trouvant à Tunis pour affaires, vient nous trouver à la consultation de l'Institut Pasteur. Il souffre depuis deux ans d'une talalgie rebelle. Celle-ci s'est déclarée à la suite d'une blennorragie et l'a cloué au lit pendant deux mois ; avec du rhumatisme généralisé. Le malade, debout, peut à peine marcher. Traité par l'air chaud, puis l'électricité, sans résultats, il est allé faire une saison aux Eaux de Dax, et a pris des bains de boue. Il boite cependant, et souffre à chaque pas.

Six injections sont pratiquées du 17 au 30 septembre. La douleur disparaît pour la première fois depuis deux ans. Il subsiste encore une certaine gêne de la marche, mais le malade boite beaucoup moins. Légère rechute à la suite d'une course faite sous un orage très violent. Le malade, cependant, a pu marcher sans trop de peine. Il part pour la France le 31 décembre, en emportant quelques ampoules que son médecin doit utiliser pour lui. Pas de nouvelles depuis.

Observation 170 (*personnelle*).

P. M., 20 ans.

Hydrarthrose du genou droit, datant de 3 semaines. 4 injections. Guérison.

24 novembre, début du traitement. Le malade présente un choc rotulien très net à gauche, pas de douleurs, un peu de lourdeur dans le membre inférieur gauche, la première injection amène une réaction violente, vomissements, céphalé, le choc diminue de netteté, et a disparu complètement à la cinquième injection. L'écoulement paraît un peu diminué.

Observation 171 (*personnelle*).

S. 35 ans, clerc d'avoué.

Rhumatisme du genou droit, datant de 3 semaines. 3 injections. Guérison.

Le malade présente à la consultation le 30 octobre avec une arthrite du genou droit, ayant débuté le 26 septembre. Il a dû s'aliter pendant 15 jours. Actuellement, pas de douleurs, mais sentiment de défaillance dans la jambe. Localement les formes de la région sont légèrement empâtées ; choc rotulien très net.

Première injection le 30 octobre, sans réaction appréciable. Le malade ne revient que le 7 novembre, seconde injection qui l'améliore beaucoup. Disparition des craquements. Il persiste un léger choc rotulien.

Le 15 novembre, troisième injection. Le sentiment de défaillance que le malade éprouvait a complètement disparu. Il garde seulement un peu d'empâtement et une mobilité plus grande de la rotule du côté gauche.

Observation 172

Rhumatisme blennorragique.

(Observation du docteur P. Remlinger, directeur de l'Institut Pasteur de Tanger.)

M..., 17 ans, marocain, adressé à l'Institut Pasteur par M. le docteur Fumey, en est à sa première blennorragie. Il l'attribue à un refroidissement et paraît peu désireux de donner sur elle des détails circonstanciés. L'écoulement remonte à un mois environ. Il s'est accompagné, il y a une dizaine de jours, d'une arthrite sterno-claviculaire et d'une arthrite du poignet du côté gauche qui réalisent de façon parfaite le type le plus répandu du rhumatisme blennorragique. Les douleurs spontanées et provoquées sont moyennement intenses. Néanmoins, elles rendent le sommeil difficile et, s'atténuent mal par les médicaments classiques en pareil cas. Objectivement, on note de la rougeur de la peau et une tuméfaction notable qui paraît causée par un épaississement du périoste au niveau des extrémités osseuses. L'impotence du membre supérieur droit est à peu près complète. Il y a un peu de fièvre le soir, et aussi de la pâleur de la face et de l'amaigrissement.

Le 22 août, première inoculation de trois gouttes de vaccin. Amélioration.

Le 23, deuxième inoculation (4 gouttes), à la suite de cette deuxième injection, les douleurs disparaissent si complètement que le malade, se croyant guéri, ne vient pas le 24. Le 25, une reprise des douleurs le décide à se représenter à l'Institut.

Inoculation de quatre gouttes de vaccin. Les douleurs cessent à nouveau. En même temps, l'impotence fonctionnelle disparaît et le malade peut se servir de son bras. Le vaccin est continué. Le 29, M..., se déclare complètement guéri, bien

que, objectivement, on note encore un léger degré de gonflement articulaire et d'épaississement des extrémités osseuses.

OBSERVATION 173.

Rhumatisme blennorragique. Talalgie.
(Observation du docteur P. REMLINGER, directeur de l'Institut Pasteur,
de Tanger.)

M...•34 ans, français, a eu, en 1902 et 1906, deux blennorragies qui ont guéri sans complication. Il y a deux mois,
troisième chaude pisse, classiquement traitée par les lavages
au permanganate. Il y a un mois, la maladie était à son déclin,
lorsque s'est déclarée une arthrite du genou droit d'allure
subaigue.

Presque en même temps, apparition d'une douleur très
vive au niveau du talon gauche. L'antipyrine, le salicylate de
soude, le salicylate de méthyle, la révulsion locale n'amènent
aucune amélioration. Néanmoins, le malade va à son bureau,
tout en boitant et en s'aidant d'une canne. L'état général
laisse à désirer. Il y a un peu de fièvre le soir (37°8 à 38°2),
de l'amaigrissement, de l'inappétence, une paleur très marqué de la face et de l'insomnie provoquée par les douleurs lan-
cinantes dont le talon est le point de départ.

Le 18 juillet 1913, nous constatons que le genou, considérablement tuméfié, est le siège d'un épanchement abondant.
Le choc rotulien est obtenu avec la plus grande facilité. Par
contre, les douleurs, soit spontanées, soit provoquées par les
mouvements ou par l'exploration de l'articulation, ne sont
pas très intenses. Du côté du pied, on note une douleur beaucoup plus vive, localisée à l'insertion du tendon d'Achille. Le
calcaneum, au niveau de cette insertion, est épaissi et douloureux. Ce même jour, inoculation sous la peau de l'abdomen, de quatre gouttes de vaccin antigonococcique, puis de
cinq gouttes les 19 et 20. A part, une légère compression du
genou, il n'est pratiqué aucun autre traitement. Une amélio-

ration très sensible se produit immédiatement. Elle porte d'abord sur la douleur qui, au genou d'abord, au talon ensuite, disparaît complètement, puis sur l'état général. La fièvre tombe, l'appétit et le sommeil reviennent. Le vaccin est continué à la dose de cinq à sept gouttes. Le 25 juillet, le malade peut marchar sans canne, et on constate une résorption complète du liquide articulaire. Le calcaneum, encore un peu épaissi, n'est plus douloureux, ni spontanément, ni à la pression. L'état général est redevenu excellent et le malade se considère comme guéri.

Observation 174.

Rhumatisme blennorragique suraigü.

(Observation du docteur P. Remlinger, directeur de l'Institut Pasteur, de Tanger.)

T... 23 ans, israélite marocain, est atteint depuis deux mois d'une blennorragie qu'il a soignée de façon très irrégulière et qui est en train de passer à l'état chronique. Depuis trois jours, il présente, au niveau du poignet et du carpe gauches, un ensemble de symptômes objectifs et subjectifs qui imposent le diagnostic de rhumatisme suraigu blennorragique. Les téguments sont rouges et tuméfiés. La main est fléchie sur l'avant bras et déviée du côté cubital. Les douleurs sont extrêmement vives. Non seulement, elles se manifestent a l'occasion de la moindre tentative de mouvement, mais encore elles existent spontanément, s'irradiant dans tout le bras, amenant une impotence complète et rendant impossible tout sommeil et même tout repos. Ni l'antipyrine, ni l'aspirine, ni le salicylate de méthyle, ni même les injections de morphine ne procurent de sédation. L'état général est mauvais, le facies est pâle et terreux. La température est de 38°5. Etat saburral de la langue. Inappétence absolue. Plusieurs syncopes provoquées par la douleur. C'est dans cet état que le malade nous est amené par M. le Dr Sokolof.

Le 16 octobre, nous injectons 5 gouttes de vaccin sous la peau de l'abdomen. Cette inoculation ne détermine aucune réaction locale, ni générale, mais n'est suivie d'aucune amélioration. Bien plus, il ressent, au niveau des articulations scapulo-humérale droite et sterno claviculaire gauche, des douleurs qui lui font craindre l'atteinte de ces jointures.

Le 1, nous pratiquons une injection de 8 gouttes, à 10 heures du matin, et une autre de 10 gouttes à 4 heures du soir. Cette fois, le résultat ne se fait pas attendre. La seconde inoculation est suivie d'une grande diminution des douleurs et d'une sensation générale de bien-être. La température tombe à 37°. Le malade passe une nuit excellente et le 18, nous supplie d'augmenter la dose de vaccin. Il est fait une injection de 15 gouttes. Dès lors, l'amélioration progresse avec une rapidité extraordinaire.

Le 22, il n'existe plus aucune douleur spontanée, ni provoquée. L'état général redevient excellent.

Le 23, après huit inoculations, il ne subsiste qu'un peu de gonflement et de raideur articulaire tout à fait indolores, pour lesquels nous conseillons les bains très chauds et le massage. Cessation des injections.

OBSERVATION 175

D... Jules, 21 ans, Fort National

Rhumatisme blennorragique.

(Observation du docteur GARNIER, médecin chef de l'hôpital militaire de Fort National (Algérie).

Le 20 août 1913, contracte une blennorragie. Pendant toute la période aiguë, il prend par la voie gastrique : salol, 1 gr. pour un cachet n° 4 par jour. Au bout de quinze jours de cette médication, l'écoulement persistant, D... ne se soigne plus.

Le 4 novembre, il sent une légère tuméfaction de son genou gauche ; les mouvements de cette articulation deviennent très limités et ne s'effectuent qu'accompagnés de vives douleurs. Le malade a une forte fièvre et présente un léger écoulement uréthral.

Il vient à la consultation le 11 novembre 1913. On pose le diagnostic de rhumatisme blennorragique. On prescrit grands lavages au permanganate de potasse, du salicylate de soude à l'intérieur et on fait des enveloppements humides de son articulation au salicylate de méthyle. Ce traitement, suivi pendant quelques jours n'amène aucune amélioration dans l'état du malade. Examen positif du pus uréthral.

Le 16 novembre, il se plaint de douleurs dans l'articulation de son genou droit, on ne peut y constater cependant aucun signe physique apparent.

Le 18 novembre, on pratique une première injection de vaccin qui est très bien tolérée.

Le 20 novembre, seconde inoculation.

Le 21 novembre, la douleur du genou droit a disparu ; à gauche, il y a une amélioration sensible. Cependant, la jambe est toujours maintenue légèrement fléchie en mauvaise position. Arrêt de l'écoulement uréthral.

Les 22, 23 et 26 novembre, troisième, quatrième et cinquième inoculation.

Le 27 novembre, le malade qui, la veille encore, hésitait à mettre sa jambe en extension, tellement il appréhendait les douleurs que lui causait cet exercice, fléchit et étend sa jambe sans douleur aucune. Il peut se lever et faire quelques pas. Depuis, l'amélioration est allée en s'accentuant. Le malade se lève, marche et ne souffre plus.

OBSERVATION 176

B. D..., 31 ans, domestique

Rhumatisme blennorragique.

(Observation du docteur LEMAIRE, médecin des Hôpitaux d'Alger.)

A été contaminée, du 1er au 4 octobre, par son mari d'uréthrite aiguë, extra-conjugale.

Rien de particulier à signaler dans les antécédents héréditaires ou personnels. Mariée depuis sept ans, a fait deux fausses couches, l'une de quatre mois dans la première de son mariage, l'autre de trois mois l'année dernière. Toutes deux semblent avoir été accidentelles, mais depuis la première fausse-couche la malade à quelques pertes tachant le linge. Les grosses fatigues amènent de temps en temps des douleurs dans le bas-ventre, dans les régions salpingiennes.

Dpuis les coïts infectants, l'état général est resté bon ; les pertes sont devenues plus épaisses, tachant le linge, mais il n'y a jamais eu de douleurs à la miction.

Du 6 au 21 octobre, la malade a été traitée par des injections vaginales de permanganate à 1 pour 1000.

Vers le 22 octobre, elle a souffert d'une talalgie pendant cinq à six jours. La talalgie disparaît alors, mais la malade souffre du genou gauche, pendant huit jours, ce qui ne l'empêche pas de marcher et de travailler. Cette douleur disparaît du genou pour se porter sur le poignet droit, mais, celle-ci, plus fugace, ne dure que trois jours.

Enfin, le 10 novembre, les phénomènes douloureux se portent du poignet droit au poignet gauche, pour s'y fixer d'une façon plus aiguë et plus durable.

A son entrée à l'hôpital, le 11 novembre, on constate un peu de sensibilité du coude gauche, mais les douleurs sont violentes au poignet gauche. La malade n'a pu dormir. On constate un gonflement articulaire et périarticulaire manifeste. Les gaines des extenseurs, surtout, donnent au poignet une forme arrondie. Les plus petits mouvements des doigts sont excessivement douloureux. Le poignet tend à s'immobiliser en demi-flexion. On constate, sur la partie externe du poignet, au niveau de l'apophyse styloïde du cubitus, une rougeur plus accentuée, fluctueuse, et nettement plus sensible encore que le reste de l'articulation. L'état général, sans être mauvais, est altéré. On constate de la fièvre (38°) et une langue saburrale.

On immobilise le poignet en extension, au moyen d'une planchette et, dès le lendemain, on pratique une première injection de vaccin antigonococcique. On continue les lavages vaginaux. Un cachet de sulfonal de 0,50 le soir. La température varie entre 37 et 38°, le lendemain, puis tombe à 37°7 le surlendemain. L'état local reste à peu près stationnaire.

Le 15 novembre, deuxième injection de vaccin. La température n'est pas modifiée les jours suivants. La malade est nettement soulagée, elle a pu reposer. Le coude est, à présent, indolore et elle peut remuer le bout des doigts.

Le 19 novembre, troisième injection de vaccin. Le lendemain soir, il y a une petite élévation de température, sans réactions locales, ni au niveau de la piqûre, ni au poignet. Le gonflement a commencé à diminuer, le dos du poignet se laisse palper facilement. Reste une petite zône très sensible au niveau du cubitus, encore rouge et fluctueuse. On enlève la planchette immobilisant le poignet.

Le 22 novembre, quatrième et dernière injection de vaccin. Pas de réaction appréciable. La température commence à descendre à la normale.

Le lendemain et le surlendemain, le point douloureux cubital diminue rapidement pour disparaître, le 26 novembre, d'une façon définitive.

A ce moment, on assiste à une véritable crise urinaire. Les urines passent de 1 litre à 1500, puis à 2000 cc.

La malade est guérie, elle fait mouvoir son poignet que l'on mobilise par de légers massages. Sortie de l'hôpital le 3 décembre.

OBSERVATION 177

E. J..., 22 ans

Rhumatisme blennorragique.

(Observation du docteur LENGLET, de Paris.)

Rhumatisme blennorragique à localisation unique sur l'articulation tibio-tarsienne gauche.

20 novembre. A l'entrée à l'Hôpital, la tuméfaction articulaire est énorme, la douleur intense, et l'aspect fait craindre une dislocation profonde de l'articulation. Première injection de vaccin.

22 novembre, deuxième injection.

24 novembre, troisième injection.

26 novembre, quatrième injection.

La douleur a disparu dès la troisième injection. Le gonflement diminue avec une grande rapidité.

29 novembre, cinquième injection intraveineuse, réaction forte (39°9), cependant le malade est très satisfait du résultat obtenu.

2 décembre, sixième injection intraveineuse.

4 décembre, septième injection intraveineuse.

La réaction générale s'atténue, mais existe encore.

8 décembre, huitième injection intraveineuse. L'articulation est vide de tout épanchement. Elle est déformée et ankylosée partiellement, mais elle a l'aspect d'une articulation guérie qui n'aurait pas été massée ou mobilisée. Aucune douleur.

Ce résultat est remarquable par la rapidité.

Accessoirement, le malade, qui avait une gonococcie uréthrale a vu disparaître toute inflammation de ce côté.

Observation 178

Rhumatisme blennorragique.

(Observation du professeur Troisfontaines. Clinique dermatologique de l'Université de Liège (Belgique).

Cette observation concerne une jeune fille, ayant contracté une blennorragie depuis un mois, lorsque, très brusquement, se développa une douleur excessive dans le poignet gauche. Cette douleur acquiert, en quelques heures, son maximum d'intensité et entrave complètement le sommeil dès le jour de son apparition.

Quarante-huit heures après l'invasion du mal, la patiente, en proie à de cruelles souffrances, accourut solliciter son admission dans le service. A ce moment, la région radio-carpienne et tout le dos de la main étaient le siège d'un gonflement œdémateux considérable avec coloration violacée prononcée ; douleur spontanée extrême, immobilisation absolue de la main et des doigts ; température axillaire (38°2), insomnie complète, anorexie.

Une première injection suffit pour diminuer très notablement la douleur après quelques heures et pour rendre le sommeil presque paisible. Une seconde piqûre, faite 24 heures plus tard, réduit les phénomènes douloureux à très peu de chose, de même que le gonflement.

Le troisième jour, une nouvelle injection fait cesser définitivement la douleur et rend déjà possible, dans une mesure très appréciable, les mouvements de l'articulation radio-carpienne et des doigts.

Deux injections furent pratiquées, celles-ci à 48 heures d'intervalle pour consolider la guérison que les trois premières avaient en réalité déterminée presque complètement.

La guérison totale et définitive, puisque, depuis un mois, il ne s'est produit aucune rechute, fut donc complète dans l'espace d'une semaine, et la malade ne conserve de cette affection très douloureuse qu'un mauvais souvenir. Il ne fut institué, comme traitement local, aucune médication calmante quelconque ; je me bornai à faire soutenir la main par une petite attelle.

Du côté des organes génito urinaires, il fut impossible de mettre en œuvre aucune thérapeutique, la malade se refusant absolument à l'introduction de canules uréthrales ou vaginales. L'examen microscopique du pus, fourni par le canal, avait heureusement été pratiqué lors de l'arrivée de la patiente dans le service, et il s'y trouvait plusieurs belles colonies de gonocoques.

Observation 179

Rhumatisme blennorragique.

(Observation du professeur Troisfontaines. Clinique dermatologique de
l'Université de Liège (Belgique).·

La patiente, jeune fille de 22 ans, a présenté, à 15 ans,
pendant trois mois, du rhumatisme polyarticulaire aigu. Elle
a souffert, en 1912, d'une arthrite, de même nature. au pied
gauche.

Il y a cinq semaines, elle est entrée à la clinique de médecine pour rhumatisme polyarticulaire très aigu, occupant les
genoux, les pieds, l'épaule et le poignet droits. Sous l'influence de l'aspirine, à la dose de 3 grammes par jour, les
arthrites ont toutes guéri, dans l'espace de dix-huit jours, à
l'exception de celles de l'articulation radio-carpiennne.

La patiente est alors transférée dans le service de derma-
tologie.

Elle a perdu, depuis l'an dernier, 10 kilos 300 ; elle souffre de constipation, n'a nul appétit et présente un abondant
écoulement uréthral et vaginal avec cervicite ; dans ces sécrétions, le gonocoque est facilement trouvé. Le poignet et
le dos de la main étaient le siège d'une tuméfaction qui en
doublait le volume normal. La main était déviée vers le bord
cubital, absolument immobilisée, ainsi que les doigts, par la
douleur. Celle-ci est assez intense pour rendre complètement
infructueuse toute tentative de mobilisation des articulations
malades. En raison de l'inutilité de la médication antirhuma-
tismale et de l'existence d'une infection gonococcique uro-
génitale, il était rationnel d'admettre qu'il s'agissait d'une
arthrite blennorragique ou peut-être mixte, tout au-moins.

Dix injections de vaccin, pratiquées dans l'espace de dix-
huit jours, réduisirent progressivement la région intéressée
à son volume presque normal et atténuèrent la douleur au

point de rendre possible des mouvements passifs assez éten-
dus et des mouvements volontaires plus restreints. La température a toujours oscillé autour de 38°.

Depuis la cessation du traitement par le vaccin, la thérapeutique a consisté dans l'emploi de bains chauds, d'un
massage prudent et de pansements au naftalan. Le mieux
s'accentue de jour en jour, et il me paraît probable que la
guérison va devenir complète. Si elle se faisait trop attendre, il serait rationnel sans doute de procéder à quelques
nouvelles injections.

OBSERVATION 180

G..., 25 ans, cordonnier

Rhumatisme blennorragique. Uréthrite. Prostatite.
(Observation du docteur A. HÉBERT, médecin des Hôpitaux de Rouen.)

Rhumatisme blennorragique datant de dix-huit mois et
frappant les articulations métacarpophalangiennes du pouce
droit, les deux tibio-tarsiennes et bourse séreuse calcanéen-
ne. Uréthrite et prostatite à gonocoques.

6 octobre, première inoculation de vaccin (pratiquée dans
les veines). Trois heures après, le malade peut travailler sans
douleur.

8 octobre, deuxième inoculation. Le gonflement a diminué,
seul le talon reste sensible.

Cinq autres inoculations intraveineuses sont pratiquées.

Revu le 21 novembre, le malade est entièrement guéri de
tous ses accidents.

Une rechute a lieu le 2 décembre. Le pouce gauche, le
coude gauche, les talons sont douloureux, la marche est très
difficile. L'écoulement n'a pas reparu, la prostatite est guérie.
Inoculation intramusculaire de vaccin qu'on répète le 3 et le
4, puis tous les jours, jusqu'au 9. A cette date, les douleurs
ont disparu, sauf celle du talon qui se réveille au bout d'un
certain temps, lorsque le malade marche.

OBSERVATION 181

G. P..., 24 ans

Rhumatisme blennorragique.
(Observation du docteur CASTEX, de Paris.)

Contracte sa première blennorragie le 15 juillet 1913.

Il la soigne mal, sans direction, au moyen de balsamiques et d'injections variées. Depuis le 8 août, il est atteint de cystite subaiguë.

Le 20 octobre, à la suite de fatigue et de refroidissement, le genou droit devient douloureux, puis le gauche, puis les poignets.

Je vois le malade, pour la première fois, le 28 octobre. Diagnostic : rhumatisme gonococcique, forme hydarthrose. Traitement : salicylate de soude, urotropine et bleu de méthylène. Ce traitement n'amène aucune amélioration.

Le 2 novembre, application de boue radio-active. La douleur des poignets s'apaise et, depuis, les poignets sont guéris. Mais il n'en est pas de même des genoux, qui ne s'améliorent en aucune façon ; ni la douleur, ni le gonflement ne sont modifiés. Cependant, le 9 novembre, l'épanchement du genou droit s'était presque entièrement résorbé, mais pour récidiver le lendemain et devenir, le 11, aussi abondant que précédemment. A cette date, la cystite et l'uréthrite sont grandement améliorées.

Le 11, première injection de vaccin antigonococcique.

Le 13, les genoux sont dégonflés en grande partie ; moins douloureux ; leur mobilisation est plus aisée. Une légère douleur est survenue au coude gauche. Une dernière piqûre est faite au même endroit et à la même dose.

Le 16, pas de nouvelle amélioration. Au contraire, le genou droit est redevenu très douloureux et l'articulation

coxo-fémorale droite s'est prise. C'est la première nouvelle
atteinte articulaire depuis l'alitement.

Le 19, énorme amélioration. Il n'y a plus du tout de douleurs depuis deux jours. Les genoux sont tout à fait dégonflés et aisément mobilisables. L'articulation de la hanche est
entièrement libre. On fait une quatrième piqûre.

Le 22, le malade est aussi bien que possible. L'état des
articulations qui ont été affectées est parfaite. Seule, la fonte
musculaire des extenseurs de ces articulations trahit encore
le mal. On fait une cinquième piqûre.

Le 25, l'état est toujours excellent, à tel point que l'on ne
fait pas la cinquième piqûre. Le malade est autorisé à quit-
tyer son lit avec précaution. Depuis, la guérison s'est maintenue.

OBSERVATION 182

S. J..., employé, 25 ans

Rhumatisme blennorragique. Talalgie.

(Observation du docteur Pierrot, de Paris.)

Blennorragie il y a quatre ans, compliquée deux ou trois
semaines après le début, par rhumatisme pluri-articulaire,
qui a duré cinq ou six mois, au régiment. Depuis, reste
talalgie et ankylose d'une jointure phalangienne du quatrième
doigt gauche. Repris de rhumatisme depuis deux mois, plusieurs articulations métatarsophalangiennes du pied droit
sont prises.

Le malade veut essayer le traitement par le vaccin, qu'il
sait inoffensif.

Huit injections à ce jour (13 décembre) : amélioration dès
la première piqûre, surtout accentuée après la troisième et
la quatrième. L'amélioration continue.

OBSERVATION 183

Rhumatisme blennorragique.
(Observation du docteur A. PELLETIER, de Paris.)

Au cours d'une uréthrite ancienne à gonocoques, le rhumatisme datait de six semaines. Disparition de l'hydarthrose dès la première piqûre, reprise du travail à la cinquième

OBSERVATION 184

D..., 25 ans

Arthrite blennorragique du pied et talalgie.
(Observation du docteur CHALLIOL, de Joinville-le-Pont.)

Blennorragie contractée en mars 1910, au régiment, en Algérie.

Entre à l'Hôpital militaire d'Oran pour rhumatisme blennorragique aigu, le 8 mai 1910. Vers la fin de mai, aggravation de la maladie : les chevilles, le genou gauche, les poignets et les mains sont gonflés ; violentes douleurs à la nuque ; à l'examen du sang on aurait constaté la présence de gonocoques (?). Sorti de l'hôpital le 12 juillet.

Nouvelle rechute l'année suivante et nouvelle entrée à l'Hôpital militaire d'Oran, le 7 juillet 1911, pour arthrite du genou gauche et talalgie continuelle. Libéré en novembre 1911.

Depuis cette époque, le malade a présenté plusieurs crises douloureuses dans les articulations du pied et une talalgie continuelle. Après chaque accès un suintement uréthral reparaît pour disparaître ensuite et revenir à chaque crise nouvelle. Douleurs permanentes du talon gauche, surtout pendant la marche. A pris longtemps de l'urodonal sans aucune amélioration.

Six inoculations de vaccin antigonococcique à partir du 16 novembre 1913. Dès la première, le malade a éprouvé une amélioration remarquable de son état général et une atténuation considérable de la douleur au talon. Avec les inoculations suivantes, les douleurs articulaires se sont atténuées au point que le malade, qui était obligé de marcher avec la plante du pied posée à plat sur le sol, peut naturellement se soulever sur la pointe des orteils, mais encore effectuer des mouvements de flexion sur les articulations du pied à titre de gymnastique. J'estime que la guérison a été obtenue dès la troisième inoculation.

OBSERVATION 185

R..., 27 ans

Rhumatisme blennorragique.

(Observation du docteur KAMINER, de la Garenne-Colombes, Seine.)

Première blennorragie en 1904 ; seconde en juillet 1910, compliquée de rhumatisme, iritis, kératite, conjonctivite, d'une durée de quelques mois.

Etant au service militaire en juin 1912, il est repris d'un écoulement avec douleurs rhumatismales ; soigné à l'Hôpital Necker de février à août 1913.

Lorsque je le vois, à la fin du mois d'août, son état est grave et l'oblige à garder le lit : arthrites médiotarsiennes doubles du poignet droit, du coude gauche, de la temporo maxilliaire droite, souffle systolique à la pointe, température 39°. Après un mois de séjour au lit et traitement par le permanganate et l'aspirine, on note une légère amélioration.

Le 15 octobre, le malade revient de la campagne avec un léger écoulement des arthrites doubles tibiotarsiennes et médiotarsiennes, une grande difficulté de la marche. Les applications d'air chaud le soulagent un peu.

Douze inoculations de vaccin antigonococcique (intraveineuses), dont les quatre premières sont suivies de réaction fébrile. Dès la quatrième, le malade ressent de l'amélioration, il put marcher quelques heures de suite, alors qu'auparavant il ne pouvait rester plus d'une demi-heure dans la station. debout. Les douleurs articulaires diminuent progressivement.

Au 9 décembre, c'est-à-dire à la douzième piqûre, la guérison est complète. L'écoulement qui ,au début des piqûres, s'était arrêté, a légèrement repris.

OBSERVATION 186

M. C..., 21 ans, Hôpital militaire

Arthrite blennorragique.
(Observation du docteur CAMOUS, médecin des hôpitaux de Nice.)

Blennorragie aiguë le 1er septembre 1913.
Arthrite du poignet droit le 7 septembre.
Quatre inoculations de vaccin antigonococcique les 15, 17, 19 et 21 novembre. Disparition rapide des douleurs.

OBSERVATION 187

M. X..., 23 ans

Arthrite blennorragique.
(Observation du docteur CAMOUS, médecin des hôpitaux de Nice.)

Arthrite gonococcique du genou droit. Quatre inoculations de vaccin antigonococcique.

Les douleurs cessent et l'articulation reprend son aspect normal. Aucune réaction locale ou générale.

10

Observation 188

Mad. P..., 22 ans

Arthrite blennorragique.

(Observation du docteur Charles MARINI, de Cannes.

Mariée depuis 18 mois, pas d'enfants, pas de fausses couches. Contaminée, il y a deux mois par son mari, qui contracte la blennorragie dans une ville d'eaux.

Blennorragie aiguë, cystite du col, l'émission des urines est très douloureuse.

Six jours après avoir constaté l'écoulement mucopurulent, la malade éprouve une violente douleur dans le poignet droit. Le traitement du rhumatisme articulaire aigu n'apporte aucun soulagement. Les douleurs sont telles qu'il faut avoir recours aux injections de morphine pour obtenir quelques heures de sommeil. Le diagnostic de rhumatisme blennorragique est alors posé.

12 novembre, première inoculation de vaccin antigonococcique. Aussitôt, la douleur cesse et la malade dort sans morphine.

15 novembre, seconde inoculation.

18 novembre, troisième inoculation. La malade ne souffre plus, remue son bras, son poignet et peut se lever, ce qui ne lui était pas arrivé depuis 56 jours.

Observation 189

X..., 41 ans, de nationalité russe

Rhumatisme blennorragique.

(Observation du docteur LEHOUCQ, de Nice.)

Blennorragie chronique revenue à l'état subaigu à la suite d'un séjour de trois jours à Monte-Carlo. Douleurs dans le poignet et le genou droits.

Première inoculation de vaccin antigonococcique le 17 novembre ; grands lavages au permanganate.

Le 19, amélioration des douleurs, seconde inoculation.

Le 21, les douleurs ont entièrement disparu.

Deux inoculations sont encore pratiquées cependant les 21 et 24 novembre.

OBSERVATION 190

Arthrite blennorragique aigüe.

(Observation du docteur Charles PLATON, de Marseille.

Rhumatisme blennorragique aigu du poignet droit.

Dispariton de l'œdème à la première inoculation. Guérison définitive à la troisième.

OBSERVATION 191

V..., 2ᵉ Zouaves

Arthrite blennorragique.

(Observation du docteur GRENIER, chef du laboratoire de Bactériologie de d'Hôpital militaire d'Oudjda (Maroc.)

Entré le 25 novembre. En est à sa première blennorragie. L'écoulement remonte à un mois environ, et est traité par les lavages au permanganate. Brusquement pendant la nuit, le genou gauche devient le siège d'un épanchement très abondant. Température, à l'entrée, 38° ; il est rouge, très tuméfié et très douloureux.

Le 26 novembre, on pratique, une injection sous-cutanée de sérum antigonococcique sans résultat. La compression du genou ne produit aucune amélioration.

Le 27 novembre, ponction évacuatrice, donnant issue à un liquide séreux. Pas de gonocoques. Aucune culture sur milieu de Sabouraud Noiré.

Même jour, première injection de vaccin antigonococcique.

29 novembre, deuxième injection. Légère amélioration.

1er décembre, troisième injection. L'écoulement disparaît, ainsi que la douleur. L'épanchement ne s'est pas reformé.

3 décembre, quatrième injection. L'amélioration se maintient. Les mouvements du genou ne sont plus douloureux et sont complets.

5 décembre, cinquième injection. L'articulation a repris sa mobilité normale. Tout rentre dans l'ordre, la guérison est complète.

Il ne persiste qu'un peu d'épaississement de la synoviale.

OBSERVATION 192

L..., sergent 1er Etranger

Rhumatisme blennorragique.

(Observation du docteur GRENIER, chef du laboratoire de Bactériologie militaire d'Oudjda (Maroc).

Entré le 30 novembre.

Blennorragies nombreuses depuis 1898 (une par an), avec écoulements prolongés.

Première atteinte de rhumatisme blennorragique en 1902, genou et chevilles.

Deuxième atteinte en 1906, mêmes localisations.

Troisième atteinte en 1913 (crise actuelle), survenue après dix jours d'écoulement. Pas de température. Les genoux et les chevilles sont légèrement tuméfiés ; la marche est impossible. Pas d'adénopathie inguinale. Frictions térébenthinées restent sans grand effet. L'écoulement a cessé à son entrée à l'Hôpital.

1er décembre, première injection de vaccin antigonococcique.

3 décembre, deuxième injection. Amélioration très sensi-

ble. Le gonflement du genou a complètement disparu, ainsi que les douleurs spontanées. Au niveau de l'articulation tibio-tarsienne, la douleur et le gonflement ont seulement diminué.

5 décembre, troisième injection. L'impotence fonctionnelle disparaît progressivement. La station debout est possible. La marche s'effectue sans difficultés.

7 décembre. A ce moment, inerruption du traitement faute de vaccin. La marche redevient un peu difficile, sans gonflement ou douleur spontanée.

15 décembre. Actuellement, le malade est guéri.

Observation 193

M. B. E..., 30 ans, indigène Tunisien, journalier

Rhumatisme blennorragique.

(Observation du docteur Bouhageb, médecin de l'hôpital Sadiki, de Tunis.

Entre à l'Hôpital Sadiki le 10 novembre 1913.

Blennorragie datant de 40 jours, à l'entrée. L'écoulement persiste et le malade présente des douleurs articulaires généralisées.

Cinq inoculations de vaccin antigonococcique les 12, 15, 18, 22 et 26 novembre. A la suite de la première, le malade peut dormir le soir. Après la cinquième, les douleurs ont disparu, sauf au niveau du poignet ; cependant, l'écoulement n'est pas encore complètement tari.

Observation 194

Rhumatisme blennorragique.

(Observation du docteur Enriquez, médecin de l'hôpital de la Pitié (Paris, et de M. Sedillot, interne de service.)

Deux cas. Guérison.

5° COMPLICATIONS OCULAIRES

OBSERVATION 195

S. B..., Français, 28 jours

Ophtalmie blennorragique.
(Observation du docteur CUÉNOD, de Tunis.)

Le malade est présenté à la clinique, pour la première fois, le 9 juin 1913, après 25 jours de maladie.

Secrétion abondante, gonflement palpébral, photophobie légère. Injections les 9, 10, 11, 13, 16, 19 et 25 juin.

Dès le 10, la sécrétion est très réduite.

Le 11, la malade ouvre les yeux.

Le 13, il ne reste que peu de sécrétion.

Le 19, la secrétion est de nouveau abondante, surtout à l'œil droit. Rechute sans gravité.

Le 25, l'état est très satisfaisant, la sécrétion minime.

OBSERVATION 196

G. A..., Israélite, 7 mois

Ophtalmie blennorragique.
(Observation du docteur CUÉNOD, de Tunis.)

Malade depuis le 17 février. Le petit malade est présenté à la clinique le 20, dans un état qui ne paraît pas alarmant. Sécrétion légère et un peu de gonflement des paupières.

Le lendemain, la situation s'est brusquement aggravée. Sécrétion abondante, surtout à gauche, gonflement palpébral considérable.

Injections les 21 et 24 juin.

Le 22, la sécrétion est devenue dérisoire ; le gonflement très diminué. Amélioration remarquable.

OBSERVATION 197

M. G..., 23 ans

Ophtalmie blennorragique et ulcère de la cornée.
(Observation du docteur CUÉNOD, de Tunis.)

Jeune homme atteint d'uréthrite blennorragique. La complication conjonctivale se déclare le 13 août au matin.

Le 14, lorsque le malade se présente à la clinique, la sécrétion est relativement peu abondante, mais la conjonctive est partiellement desquammée, chemosis marqué, légère ulcération sur la cornée gauche, photophobie intense. Injections les 14 et 18.

Dès le lendemain de la première injection, l'amélioration est très sensible ; la sécrétion minime. Guérison après la deuxième injection.

OBSERVATION 198

M. E..., 30 ans

Ophtalmie blennorragique.
(Observation du docteur CUÉNOD, de Tunis.)

Se présente à la clinique le 19 septembre, se plaignant d'une brûlure de la conjnctive de l'œil gauche occasionnée, dit le malade, par du goudron. Un peu de rougeur, sécrétion légère.

Le 20, conjonctivite infectieuse franche ; sécrétion abondante des deux yeux. Gonocoques abondants. Injections les 20 et 22.

Amélioration marquée dès le 21.

Guéri le 23.

Observation 199

A. M..., 7 ans

Ophtalmie blennorragique et ulcère de la cornée.
(Observation du docteur Cuénod, de Tunis.)

Enfant scrofuleux. Conjonctivite blennorragique des deux yeux. Présenté à la clinique le 27 septembre. Sécrétion abondante, gonflement considérable. Blépharospasme. Ulcération de la cornée droite. Injections les 29 septembre, 1er 3, 6, 11 et 14 ocotbre.

Le 30, la sécrétion a diminué, mais la cornée est perforée et l'iris fait hernie.

Le 4 octobre, sécrétion fluide encore assez abondante. Le malade ouvre cependant bien les yeux.

Le 13 octobre, les yeux sont encore rouges, la sécrétion épaisse, assez réduite. L'ulcère est en bonne voie de réparation, la hernie réduite, mais l'iris adhérent. A gauche, leucome ponctiforme.

Le 21, sécrétion nulle. Yeux rouges (conjonctivite granuleuse ancienne). Petit leucome à droite, avec adhérence centrale de l'iris. Vision bonne.

Observation 200

F. G..., enfant de 6 mois

Ophtalmie blennorragique.
(Observation du docteur Cuénod, de Tunis.)

Enfant présenté le 6 octobre. Conjonctivite purulente grave; sécrétion diphtéroïde ; gonflement énorme des paupières. Gonocoques. Injections les 7, 9, 11 octobre.

Le 10 octobre, grande amélioration.

Le 11 octobre, sécrétion nulle, yeux franchement ouverts. Il ne subsiste, de l'affection, que la rougeur de la conjonctivite.

OBSERVATION 201

A. E..., 20 jours

Ophtalmie blennorragique et ulcère de la cornée.
(Observation du docteur CUÉNOD, de Tunis.)

Ophtalmie du nouveau-né. Né le 17 septembre, l'enfant a fermé les yeux le 20 et ne les a pas ouverts depuis lors. Sécrétion légère, peu de gonflement lorsque l'enfant est amené à la clinique le 7 octobre. L'état des conjonctives semble s'améliorer sous l'influence du traitement local.

Le 10 octobre, formation d'un petit ulcère et présence de gonocoques dans la sécrétion. Injections les 11, 12, 13, 15, 17 octobre.

Ouvre un peu les yeux le soir du 11 octobre, davantage le 12.

Le 13, sécrétion très fluide, peu abondante.

Le 14, excellent état. Yeux franchement ouverts ; sécrétion minime.

Le 17, petite rechute aux deux yeux. Sécrétion ocre, abondante ; yeux fermés. Injections les 19, 20. Sécrétion nulle.

OBSERVATION 202

M. b. A. B..., 7 ans, jeune arabe

Ophtalmie blennorragique.
(Observation au docteur CUÉNOD, de Tunis.)

Se présente le 12 octobre à la clinique, atteint d'une conjonctivite des deux yeux, de moyenne intensité, datant d'une huitaine de jours.

Etant donnée l'épidémie régnante de conjonctivite aiguë à bacille de Weeks, l'affection est d'abord soignée comme telle. Elle s'aggrave brusquement le 20 ; on constate du gonocoque dans le pus.

Le 21, injection faite à la clinique.

Le 22, disparition totale de la suppuration.

Le 23, guérison.

Observation 203

A. B..., 10 ans, frère du précédent

Ophtalmie blennorragique.
(Observation du docteur Cuénod, de Tunis.)

Cette observation est calquée sur la précédente. La même ampoule de vaccin, dilué dans l'eau physiologique de l'ampoule complémentaire, fournit les 4 grammes de solution nécessaire aux deux injections.

Observation 204

Jeune fille Israélite de 17 ans

(Observation du docteur Cuénod, de Tunis.)
Ophtalmie purulente avec perforation des cornées.

Se présente, le 26 novembre, à la Clinique ophtalmologique avec une ophtalmie purulente double accompagnée de perforation des deux cornées qui sont infiltrées de pus et en imminence de nécrose totale, par ophtalmie consécutive. Présence de gonocoques.

26 novembre, première inoculation de vaccin antigonococcique.

27 novembre, seconde inoculation.

28 novembre, amélioration très sensible. Troisième inoculation.

29 novembre, la suppuration est tarie, l'état des cornées s'améliore. Quatrième inoculation.

1er décembre, la suppuration est complètement arrêtée. La cornée, en dehors des points perforés, a repris sa transparence.

OBSERVATION 205

M. B..., 45 ans

(Ophtalmie purulente avec ulcération des cornées.

(Observation du docteur CUÉNOD, de Tunis.)

Se présente à la consultation de la Clinique ophtalmologique avec une ophtalmie purulente double. La cornée droite est envahie dans ses deux quarts supérieurs ; le quart inférieur laisse transparaître un hypopion abondant. A l'œil gauche, il existe un large ulcère à bords jaunâtres du segment supérieur de la cornée.

L'œil droit peut être considéré comme perdu, le gauche en imminence du même danger. Gonocoques abondants. Le malade souffre d'un ancien rétrécissement de l'urèthre avec goutte militaire.

28 novembre, première inoculation de vaccin antigonococcique. Lavages fréquents au sérum physiologique.

29 novembre, la suppuration est très diminuée. Seconde inoculation.

30 novembre, la suppuration est tarie. L'ulcère de l'œil gauche se déterge. A droite, l'envahissement de la cornée diminue.

Le 10 décembre, le malade est revu. L'œil gauche est complètement guéri. L'œil droit est amélioré ; la cornée recouvre peu à peu sa transparence.

Observation 206

B. B..., enfant Italien, 12 ans

Ophtalmie purulente chez un trachomateux.
(Observation du docteur Cuénod, de Tunis.)

Contaminé par un nouveau-né atteint d'ophtalmie purulente. Début le 26 novembre.

Le malade est vu, pour la première fois, le 27. Sécrétion moyenne des deux yeux ; rougeur sans gonflement des paupières ni photophobie appréciables, granulations abondantes, cornées intactes. Présence de quelques gonocoques.

Le 28, suppuration plus abondante ; teinte rosée diffuse des paupières et léger gonflement.

Inoculations de vaccin antigonococcique quotidiennes, du 28 novembre au 4 décembre (au total sept).

Le 29, la sécrétion est très tarie.

Le 30, la teinte rosée des paupières s'atténue.

Le 2, état satisfaisant ; il ne demeure plus que les lésions trachomateuses anciennes.

Observation 207

M. el A..., indigène Tunisien

Iritis blennorragique.
(Observation du docteur Cuénod, de Tunis.)

Se présente, le 10 novembre 1913, à la Clinique ophtalmologique, avec une iritis violente de l'œil droit datant de plusieurs jours. Injection périkératique intense ; cornée trouble; pupille contractée. L'atropine agit lentement et irrégulièrement (synéchies postérieures).

On pense à une iritis syphilitique, mais la réaction de Wasserman est négative. D'autre part, l'interrogatoire du malade apprend qu'il a présenté une blennorragie aiguë six mois auparavant.

26 novembre, première inoculation de vaccin antigonococcique.

27 novembre, grande amélioration ; la rougeur a diminué, les douleurs s'apaisent. Seconde ionculation.

28 novembre, l'amélioration s'accentue. La conjonctive reprend sa teinte rosée.

29 novembre, troisième inoculation.

30 novembre, la guérison paraît complète. On cesse l'atropine.

Le malade, revu le 9 décembre, est en état parfait. Il a repris son travail de bureau.

OBSERVATION 208

Ophtalmie blennorragique.
(Observation du docteur A. DUSSERCE, de l'Arbresle, Rhône.)

Nouveau-né atteint d'ophtalmie. Vu au cinquième jour après l'accouchement, les deux cornées sont atteintes ; celle de l'œil droit infiltrée de pus.

Trois inoculations de vaccin antigonococcique à 24 heures d'intervalle ; la sécrétion purulente et l'œdème des paupières ont rétrocédé rapidemet ; la kératite persiste, mais sans tendance à l'ulcération.

Une quatrième inoculation est alors pratiquée.

OBSERVATION 209

M. M..., 31 ans

Ophtalmie blennorragique.
(Observation du docteur CAMOUS, médecin des Hôpitaux de Nice.)

Se présente à la visite, pour la première fois, le 12 novembre. Les paupières de l'œil droit sont gonflées avec sécrétion abondante ; le début de l'ophtalmie remonte à la veille. Le malade était atteint de blennorragie aiguë depuis 15 ou 20 jours. Présence de gonocoques, traitement local immédiat.

13 novembre, petite ulcération de la cornée. Première inoculation de vaccin antigonococcique.

14 novembre l'ulcération n'a pas augmenté ; la sécrétion purulente a nettement diminué. Seconde inoculation. Le traitement local n'est pas interrompu.

15 novembre, amélioration. Troisième inoculation.

16 novembre, l'œil gauche se prend. Quatrième inoculation.

17 novembre, cinquième inoculation.

Les jours suivants, amélioration progressive.

Le 21, il ne persiste plus que de la rougeur de la conjonctive. L'ulcération est guérie.

Observation 210

Ophtalmie blennorragique.

(Observation de MM. les professeurs Bar et Lequeux. Société d'obstétrique et de pédiatrie de Paris, séance du 8 décembre 1913.)

Un cas d'ophtalmie grave suivi e guérison en 24 heures.

(Extrait de la *Presse médicale*, 20 décembre 1913.)

6° COMPLICATIONS GYNÉCOLOGIQUES

Observation 211 (*Personnelle*)

Mme L..., 30 ans

Uréthro-cystite gonococcique. Métrosalpingite aiguë.

La malade vient pour des pertes verdâtres et une sensation de cuisson limitée au vagin. Elle présente, en outre, depuis ses dernières règles, des douleurs dans le bas-ventre.

L'urèthre paraît rouge et congestionné. La pression fait sourdre une goutte muco-purulente. Les urines, difficiles à obtenir à l'état de pureté, présentent un dépôt purulent, légèrement teinté en rose ; la fin de la miction est accompagnée de ténesme douloureux. Au toucher, le col est gros et douloureux. L'utérus paraît augmenté de volume. On sent nettement la trompe gauche du volume d'un gros crayon dans le cul-de-sac, pas de collection.

On commence le traitement le 21 octobre.

Dès le 25, après la troisième injection, l'utérus paraît beaucoup moins douloureux ; on perçoit difficilement la trompe gauche. Cependant, les pertes subsistent, mais plus blanches.

29 octobre, l'écoulement vaginal a beaucoup diminué. L'utérus paraît encore un peu douloureux.

3 novembre, presque plus d'écoulement vaginal. La palpation de l'utérus et ses annexes n'est plus douloureuse.

8 novembre, septième injection. Il subsiste encore quelques pertes blanchs, plus de douleurs, ni spontanées, ni à la palpation.

Observation 212

E. R..., 27 ans

Métrite et salpingite gauche d'origine blennorragique.
(Observation du professeur Potel, de Lille.)

Entrée le 9 octobre dans le service de la Clinique chirurgicale de l'Hôpital de la Charité, pour leucorrhée verdâtre, mictions douloureuses, douleurs très violentes dans l'abdomen et dans les lombes.

Utérus un peu gros, douloureux. Annexe volumineuse, œdémateuse et douloureuse à gauche. Douleurs abdominales vives.

Sous l'influence des injections chaudes et des tampons à

l'ichtyol, les phénomènes de réaction péritonéale s'atténuent, mais l'examen gynécologique ne montre aucun changement local. Dans le pus prélevé à l'orifice du col, nombreux gonocoques avec staphylocoques et streptocoques associés.

Première injection de 0,5 de vaccin, le 3 novembre, intramusculaire, au niveau de la région fessière. Cette injection n'amène aucune réaction locale ou générale, mais elle est très douloureuse.

Deuxième injection le 8, bien supportée. Les douleurs abdominales ont beaucoup diminué et l'écoulement blennoragique est très réduit.

A l'examen, l'annexe gauche n'est plus que très peu hypertrophiée ; l'utérus et les culs-de-sac sont indolores.

Le 9 novembre, troisième injection.

Le 11, on ne trouve plus, dans le pus, que quelques rares gonocoques extra-cellulaires.

Le 12, quatrième injection. La mobilisation utérine et la palpation des régions annexielles n'est plus douloureuse ; les annexes ne sont plus perceptibles.

Seul traitement local adjoint : deux injections chaudes par jour.

Observation 213

J. S..., 18 ans

Annexite et pelviperitonite d'origine blennorragique.
(Observation du professeur Potel, de Lille.)

Entrée le 10 octobre 1913, dans le service de Clinique chirurgicale de l'Hôpital de la Charité, avec pertes verdâtres abondantes, mictions douloureuses, douleurs intenses dans le bas-ventre, phénomènes généraux et fièvre.

Utérus gros, douloureux, culs-de-sac tendus ; annexes volumineuses œdémateuses et très douloureuses.

Le repos au lit avec glace sur le ventre et grandes injections chaudes, n'amène qu'une amélioration légère et, le 2 novembre, on trouve un utérus fixé avec annexite double, paramétrite et infiltration des ligaments larges. Gonocoques nombreux dans le pus prélevé au niveau du col.

Le 3 novembre, première injection de 0 cc. 5 de vaccin ; deuxième, le 6 ; troisième, le 9 ; quatrième, le 12.

La première injection (intrafessière) a été douloureuse et a donné le soir, une très légère élévation thermique (37°6) ; les suivantes ont été très bien supportées.

Durant ce traitement, la malade déclare spontanément que, depuis la première injection, la leucorrhée et les douleurs ont beaucoup diminué.

Le 13 novembre, l'utérus commence à se mobiliser ; il reste une masse grosse comme un œuf de pigeon, à gauche ; une tuméfaction légère à droite ; l'utérus et les annexes sont absolument indolores.

Deux grandes injections chaudes par jour ont constitué tout le traitement.

OBSERVATION 214

Salpingite blennorragique.

(Observation de MM. les professeurs BAR et LEQUEUX (Société d'obstétrique et de pédiatrie de Paris, séance du 8 décembre 1913.)

Dans trois cas de salpingite où le petit bassin était rempli par la masse inflammatoire, la guérison complète suivait au bout d'un temps variable (trois semaines, un mois), et après cinq à six injections.

Dans un autre cas, les lésions diminuèrent rapidement et, à l'examen, on ne constatait plus qu'une tumeur kystique qui fut enlevée chirurgicalement. Il s'agissait d'une trompe ; dans le liquide on trouve le gonocoque.

(Extrait de la Presse Médicale, 20 décembre 1913.)

11

Observation 215

S. E..., 27 ans

Salpingite blennorragique bilatérale.
(Observation du docteur Lenglet, médecin de l'Hôpital St-Joseph, Paris.)

Salpingite bilatérale à prédominance gauche, datant de trois mois environ, d'après l'examen fait avant tout début appréciable de salpingite.

La malade a fait, avant d'être vaccinée au vaccin antigonococcique, une cure de Salies qui l'a peu améliorée.

6 novembrde, première injection.

7 novembre, deuxième injection.

9 novembre, troisième injection.

12 novembre, quatrième injection.

15 novembre, cinquième injection.

18 novembre, sixième injection.

22 novembre, septième injection.

26 novembre, huitième injection.

30 novembre, neuvième injection.

L'examen local permet de constater une décongestion notable, plus de liberté des culs-de-sac vaginaux et une indolence relative de la trompe gauche précédemment plus volumineuse et plus douloureuse.

3 décmbre, dixième injection (intraveineuse).

Réaction violente, température 39°. Deux jours de fatigue. Il convient de dire que la malade est très sensible à nombre d'actions médicamenteuses.

8 décembre, onzième injection. Bien que l'amélioration soit indiscutable, il convient de poursuivre encore le traitement avant d'affirmer la guérison. Il convient aussi de remarquer que l'inflammation tubaire n'est peut-être pas due au seul gonocoque.

Observation 216

M. L..., 23 ans

Salpingite double, volumineuses masses inflammatoires.

(Observation du docteur LENGLET, médecin de l'Hôpital St-Joseph, Paris.

Salpingite double ; volumineuses masses inflammatoires. Malade du service du docteur Huguier.

18 novembre, première injection intramusculaire.

19 novembre, deuxième injection intramusculaire.

20 novembre, troisième injection intramusculaire.

22 novembre, quatrième injection intramusculaire.

26 novembre, cinquième injection intramusculaire.

. Modification de volume, mais rien encore de très précis.

29 novembre, sixième injection intraveineuse. Réaction violente. Fièvre, 38°9. Prostration.

3 décembre, septième injection intraveineuse. Réaction vive, mais supportable (38°6).

6 décembre, huitième injection intraveineuse. La réaction existe, mais atténuée (38°4). Les trompes sont notablement réduites et les culs-de-sac sont souples et presque normaux. Malheureusement, dans la nuit du 6 au 7, la malade est prise de douleurs violentes qui font croire à une rupture tubaire. L'intervention d'urgence fait trouver une simple torsion tubaire. Les trompes enlevées contiennent toutes deux un abcès. L'examen bactériologique n'a pas été fait.

Malgré ce contre temps, cette observation est intéressante pour la grande amélioration obtenue. Il est probable que la guérison aurait suivi, sans la torsion de la trompe.

Observation 217

G..., 19 ans, fille publique

Uréthrite. Vaginite. Métrite. Salpingite droite.
(Observation du docteur A. Hébert, médecin des Hôpitaux de Rouen.)

Les inoculations de vaccin ont commencé le 1er novembre. Il en est pratiqué huit au total, à deux jours d'intervalle. Comme traitement local, lavages uréthraux et injections.

La douleur salpingienne à la pression est disparue dès le premier jour. La guérison complète a été obtenu en trois semaines.

Observation 218

Mme T...

Métrite et salpingite blennorragique. Arthrite.
(Observation du docteur Gabriel Colin, de Paris.)

Blennorragie de trois mois ; utérus et trompe droite très douloureux ; pertes très abondantes. Un prélèvement fait au niveau du col révèle la présence de gonocoques. Arthrite du coude droit.

Après la deuxième inoculation, un mieux très net se manifeste ; la douleur et les pertes diminuent déjà.

Je fais encore six autres injections de vaccin, espacées de trois jours.

Après la quatrième inoculation, toute douleur a disparu, soit à la pression, soit spontanément. Les pertes ont presque totalement disparu ; on ne trouve plus de gonocoques dans les sécrétions du col ; l'arthrite est guérie.

Après la huitième et dernière inoculation, guérison complète.

En dehors de la vaccinothérapie, je n'ai fait ou conseillé ici d'autre traitement que des injections vaginales bi-quotidiennes, avec un litre, chaque fois, de permanganate à 0,25 pour 1.000, des pansements ichtyolés au col utérin, des applications de liniment (iode, gaïacol, chloroforme) et de ouate sur le coude.

OBSERVATION 219

Mme L..., 32 ans

Uréthrite blennorragique.
(Observation du docteur PIERROT, de Paris.)

Antécédents : Pertes blanches depuis une date indéterminée, qui deviennent jaune-verdâtre vers l'âge de 27 ans. Cystite en 1910.

Actuellement, pertes blanches très abondantes, réapparaissant dans les cinq jours qui suivent les règles jusqu'à la période menstruelle suivante.

Cinq injections à partir du 20 novembre. Les pertes blanches ne se produisent plus. La malade se croit guérie, cesse le traitement. Un léger catarrhe réapparaît, cependant, et la malade reprend le traitement le 13 décembre. Toujours en traitement.

OBSERVATION 220

Ovarite blennorragique.

(Observation du docteur R. DUHOT, directeur de la clinique d'Urologie, de Bruxelles.)

Une femme atteinte d'uréthrite blennorragique est prise, pendant la nuit du 12 au 13 décembre, de douleurs subites et violentes dans l'ovaire.

Une seule inoculation amène la disparition totale des douleurs. La malade peut dormir.

Au toucher (15 décembre) la masse ovarienne est diminuée de volume et beaucoup moins sensible à la pression.

7° COMPLICATIONS RARES

Observation 221 (Personnelle)

C. C..., 32 ans, garçon de café

Coopérite aigüe. 4 injections. Guérison.

Entré à l'Hôpital Français (service du docteur Braquehaye), le 10 décembre, pour des douleurs violentes localisées au périnée et dans le pli de l'aine.

A l'examen, tout le bulbe de l'urèthre est tuméfié, dur et douloureux. Pas de fluctuation cependant. La miction est douloureuse, et laisse une sensation de cuisson intolérable. Ces accidents datent de trois jours. Ils ont apparu à la suite d'instillations faites par le malade pour une blennorragie datant de 15 jours.

Quatre injections sont pratiquées. La douleur et la tuméfaction disparaissent complètement. Aucun autre traitement n'a été fait, on a seulement maintenu le malade au lit.

L'écoulement paraît avoir un peu diminué. Le malade demande à sortir le 20 décembre. L'écoulement est réduit à une goutte matinale purulente.

Observation 222

Uréthrite blennorragique aigüe compliquée d'un foyer de folliculite.
(Observation du docteur V. Plasson, de Paris.

Uréthrite au dixième jour, avec foyer de folliculite gros comme un pois, situé à la face inférieure de l'urèthre à quatre centimètres en arrière du méat. Uréthrite très intense, écoulement très abondant.

Six inoculations de vaccin les 19, 21, 23, 25, 2 7et 29 novembre. L'écoulement est déjà diminué dès la seconde inoculation. Après la quatrième, il ne persiste plus qu'un suintement muqueux et incolore. Le foyer de folliculite est à peine appréciable.

Le 1ᵉʳ décembre, l'écoulement est tari et on ne retrouve plus le foyer de folliculite.

Le malade a eu, chaque jour, un lavage uréthro-vésical au permanganate.

La folliculite est une lésion d'ordinaire très tenace, qui nécessite toujours après guérison de l'uréthrite des séances prolongées de dilatation haute et même quelquefois un traitement endoscopique.

OBSERVATION 223

B. L..., 65 ans

Fistule ancienne de l'urèthre postérieur d'origine blennorragique.

(Observation du docteur ESPERANDIEU, de Souk-Ahras (Algérie).

Fistule ancienne de l'urèthre postérieur siégeant au périnée et d'origine blennorragique.

Inoculations de vaccin antignonococcique les 7, 9, 11, 14, 16, 18, et 21 novembre. L'écoulement de pus par la fistule a diminué régulièrement. J'ai dû m'arrêter le 21, par suite du manque de vaccin.

Les injections ont été reprises le 1ᵉʳ décembre.

Le 3, j'injecte le contenu de deux ampoules en une fois.

Le 5, le contenu de trois en une fois.

Le 6, la fistule est fermée.

Il est à noter que cette fistule, qui datait de six ans, avait subi sans succès un traitement chirugical et des injections sclérogènes.

RÉSULTATS, STATISTIQUE PERSONNELLE

Nous venons de passer en revue les différents cas où le vaccin de MM. Nicolle et Blaizot a pu être employé. Nous n'avons conservé que les observations les plus probantes. D'une part, en effet, dans notre statistique personnelle, nous avons dû éliminer bon nombre de malades insuffisamment traités ou observés. D'autre part, nous n'avons pu nous procurer une statistique complète des différents auteurs dont nous relatons les observations.

Dans ces conditions, l'impression qui se dégage à première vue de la lecture de nos deux cents observations, est que si le vaccin se montre à peu près inefficace dans les uréthrites, sa valeur paraît incontestable dans les différentes complications. Nous ne prétendons pas baser une statistique sur l'ensemble des cas relatés. Nous en avons déjà fourni la raison. Nous ne pouvons indiquer pour les observations étrangères un pourcentage exact des réussites et des insuccès. Nous n'établirons donc notre statistique que pour ce qui concerne les uréthrites. Voici les résultats auxquels nous sommes arrivés.

Il est entendu que nous ne cataloguerons comme guéris que les malades auxquels l'épreuve de la bière n'aura amené aucune rechûte et qui auront été soulagés d'une façon assez rapide pour que le résultat soit nettement imputable au vaccin. Nous le répétons encore, le traitement local est indispensable dans tous les cas pour les uréthrites, mais si ce traitement est indispensable, il n'est pas susffisant. Les observations du docteur Collin, de Paris, sont très démonstratives à ce sujet. Des malades chez lesquels toute la gamme des traitements usités avait été employée, continuaient à présenter du gonocque, et il a fallu les injections vaccinales pour les guérir.

Seulement, dans les cas d'uréthrite aiguë ou subaiguë, nous n'avons tout d'abord jamais eu de résultats certains et ceux que nous avons pu observer ne se sont pas produits dans un laps de temps suffisamment court pour en attribuer la guérison au vaccin. Il est évident qu'une uréthrite subaiguë datant de six semaines à deux mois peut parfaitement guérir avec de grands lavages au permanganate, chauds et à dose faible, répétés trois fois par jour pendant trois semaines à un mois. Si, comme dans beaucoup d'autres cas, c'est le dernier médicament qui guérit, une uréthrite prise dans ces conditions et traitée simultanément par le vaccin et les lavages pendant près ou plusd'un mois, ne peut être considérée comme un succès pour la méthode vaccinale.

Il en va autrement de certaines uréthrites chroniques que nous avons eu l'occasion d'observer, datant parfois de 15 et 17 ans, qui ont disparu en l'espace de 4 à 6 injections, soit une semaine ou deux, trois au maximum, alors que les traitements locaux avaient été employés sans succès pendant plusieurs années. C'est le cas de quelques malades que nous marquons guéris.

L'explication de ces faits nous paraît devoir être la suivante : les lavages, instillations et autres procédés physiques n'agissent que sur les gonocoques contenus dans la couche superficielle de la muqueuse et dans le canal lui-même. Par contre, ils restent sans action sur les microbes contenus au fond des culs-de-sac glandulaires. Les injections vaccinales, d'autre part, agissant par la production d'anticorps, ne peuvent agir qu'autant que le microbe sera en relations suffisamment étroites avec le milieu sanguin et les leucocytes chargés de ces anticorps. On comprend, dès lors, que l'usage simultané de ces deux traitements puisse donner des résultats. Mais, pour cela, il faut que le gonocoque soit suffisamment dégénéré, ait une virulence suffisamment atténuée pour ne pas se reproduire au fur et à mesure que les lavages le chassent du canal. Si le gonocoque a une vitalité suffisante pour pulluler rapidement à la surface de la muqueuse, malgré les injections l'action du vaccin, qui ne peut se faire sentir à la surface de la muqueuse, mais qui s'arrête aux parties profondes seules en contact intime avec le sang, l'action du vaccin doit être nulle. C'est ainsi, du moins, que nous interprétons les échecs nombreux que nous avons eus constamment avec les uréthrites aiguës.

Voici les chiffres auxquels nous sommes arrivés par un dénombrement que nous avons fait aussi scrupuleux que possible des quelque cent observations d'uréthrites recueillies. Sur seize uréthrites aiguës, bien observées, datant de un à huit jours, nous n'avons eu aucune guérison que l'on puisse attribuer au vaccin. Sur 30 uréthrites chroniques datant de 6 mois à 19 ans, nous avons eu 8 résultats certains, chez des malades qui n'ont présenté aucune rechute à la suite de l'épreuve de la bière, et qui sont restés en relations suffisamment longtemps avec nous pour être sûr de la guérison complète ; sur 30 observations d'uréthrites subaiguës, datant de trois semaines, à trois mois, nous avons eu à peine 4 cas favorables.

Nous verrons cependant tout à l'heure que si l'écoulement en lui-même s'est montré absolument rebelle, beaucoup de symptômes observés ont rapidement cédé devant l'injection.

Nous ne pouvons établir dans les complications de blennorragie une statistique quelconque, nos observations personnelles étant très insuffisantes ; à peine une dizaine d'orchites et quelques rhumatismes. Nous pourrons dire cependant d'une façon presque constante, que nous avons eu de bons résultats.

Examinons maintenant l'action du vaccin dans les différentes complications, dont nous relatons des observations.

Dans les orchites, tout d'abord, il y a un résultat qui paraît acquis, de même que pour les autres complications : c'est la disparition du symptôme douleur. Cette action, d'ailleurs, a été déjà signalée depuis longtemps dans les expérimentations et nous avons eu l'occasion de rapporter l'opinion de Mainini, qui en fait, dans le rhumatisme, un élément de diagnostic. Que cette douleur soit la douleur de l'uréthrite aiguë, la brûlure de l'uréthro-cystite exaspérée par la miction et par les érections, que ce soit la douleur sourde de la prostatite ou aiguë de l'orchite, du rhumatisme, nous l'avons vue céder rapidement. Cet élément douloureux s'accompagne toujours d'un élément congestif qui est également heureusement influencé. C'est ainsi que, dans presque toutes les orchites, nous avons observé, avec les différentes auteurs qui ont utilisé cette préparation, une diminution marquée du volume du testicule. Quant au noyau épididymaire, siège de la lésion, il est beaucoup plus difficile à atteindre. Nous l'avons vu diminuer dans beaucoup de cas, mais jamais disparaître complètement. Il subsiste toujours une induration, cicatrice indélébile de l'affection.

Pourtant, dans certains cas, nous avons pu observer que l'orchi-épididymite pouvait disparaître sans laisser de traces ; c'est le cas pour deux ou trois de nos malades, qui avaient déjà reçu quelques injections avant le début de l'orchite, ou dont l'orchite s'est déclarée au moment même de leur entrée à l'hôpital. C'est le cas du malade de l'observation n° 110, ayant une orchite gauche depuis plusieurs jours et dont l'orchite droite ne s'est déclarée que le soir de son entrée à l'hôpital. Le noyau droit a disparu en totalité, très rapidement, laissant un léger épaississement peu appréciable, alors que le noyau du côté gauche était beaucoup plus accentué. Le vaccin a donc précipité l'évolution de la lésion et ne lui a pas permis d'atteindre la gravité qu'avait présentée l'autre.

Nous ne ferons que signaler l'action bien nette dans les cas de prostatite et de cystite. Nous n'avons pu examiner et traiter d'une façon approfondie les quelques malades que nous avons eus à la consultation gratuite, et que leur nationalité ne permettait pas d'hospitaliser à l'Hôpital Français. Ces différentes observations que nous rapportons sont suffisamment éloquentes.

Pour ce qui est des rhumatismes, au contraire, nous avons pu en traiter quelques-uns, et notre observation n° 167 est absolument typique : une hydarthrose considérable du genou extrêmement douloureuse, et qui fut jugulée en trois jours, au point que le malade marchait sans souffrance, est bien démonstrative. De même, l'athrite du poignet citée par le docteur Remlinger, de l'Institut Pasteur de Tanger.

Nous avons vu une talalgie de 2 ans, subitement améliorée et presque disparue en 4 jours. De tels résultats se passent de commentaires. Il est bien évident que, dans une arthrite ancienne avec adhérences et ankylose plus ou moins accentuée, le résultat ne peut exister, la cicatrice fibreuse, les altérations de la synoviale, ne peuvent guère permettre d'espérer un rétablissement.

Pour ce qui est de la blennorragie oculaire, nous n'avons pas d'expérience personnelle et la plupart de nos observations nous ont été fournies par le docteur Cuénod, de Tunis ; c'est peut-être la complication dans laquelle les résultats seraient le plus parfaits et les guérisons atteindraient la proportion de 99 %. Signalons que, dans ce cas, le nouveau-né paraît supporter très bien une goutte de la solution titrée à 500 millions par centimètre cube, et que les doses peuvent être augmentées très rapidement. D'autre part, l'amélioration est tellement rapide qu'elle paraît tenir du prodige. Les professeurs Bard et Lequeux ont publié, dans la *Presse Médicale* du 20 décembre 1913, un cas d'ophtalmie grave avec guérison en 24 heures.

Si maintenant nous cherchons à apprécier les résultats dans les complications gynécologiques, nous ferons une distinction nette entre les cas aigus et les chroniques, — une métrite du col aiguë, avec présence de gonocoques dans la sécrétion, avec congestion de la trompe et de l'ovaire sera bien influencée, mais dès que l'affection a passé à l'état chronique'; dès que le tissu fibreux a transformé la trompe en un magmat d'adhérences, la médication n'a plus aucune chance d'être efficace.

L'observation 215, de MM. Bard et Lequeux, publiée dans la *Presse Médicale* du 20 décembre, est bien démonstrative.

Les injections firent disparaître les masses inflammatoires qui remplissaient le petit bassin, mais ne purent rien contre un kyste qui dut être enlevé chirurgicalement, et dans le liquide on trouve le gonocoque ; or, il est rare que, dans des suppurations anciennes, on trouve des microbes, et le liquide de ces poches est le plus souvent aseptique.

Nous ne dirons qu'un mot au sujet des complications rares. La plus curieuse qu'il nous ait été donné, non pas d'observer, mais de rapporter, est celle du docteur Espérandieu, de Souk-Aras. Une fistule consécutive à une blennorragie et qui fut opérée sans succès, guérit spontanément à la suite de quelques injections.

Nous n'avons jamais observé de grandes infections à gonocoques telles que septicémie, péricardite ou endocardite. Une observation de Trousseau, dans laquelle le vaccin de Wright a été employé avec succès permet d'espérer que le vaccin des docteurs Nicolle et Blaizot serait à même de rendre de grands services, dans des cas analogues.

Il reste un point intéressant à signaler, ou plutôt à discuter au sujet du vaccin antigonococcique des auteurs, point commun d'ailleurs à tous les vaccins antigonococciques. Le vaccin a-t-il une action préventive ? Il faut entendre par cela,

non pas préventive absolument, c'est-à-dire pouvant empêcher la contamination d'un sujet ainsi immunisé, mais préventive contre les accidents et les complications, l'infection
étant constituée. Si nous nous plaçons à un point de vue
théorique, qui dérive de l'étude de la courbe de l'indice opsonique, nous concluerons, ainsi que l'a fait Wright, que cette
action préventive est de très courte durée. En effet, après une
injection dans l'organisme d'une certaine quantité, convena-
blement dosée de toxines, on voit l'indice opsonique diminuer
d'abord, pour augmenter rapidement et redescendre, un peu
lentement, quoique assez vite, à la normale. L'immunisation
n'est donc que de très faible durée. Cependant, d'une façon
logique, elle est renouvelée à chaque injection et doit durer
tout le temps du traitement. Cette vue théorique se trouve
confirmée dans la réalité, sinon d'une façon absolue, du moins
dans une très grande mesure.

Les malades qui ont suivi le traitement n'ont présenté que
rarement des complications. Nous n'avons eu que deux cas,
dans lesquels des malades ont présenté des orchites au cours
du traitement. Dans la majorité de nos observations, au contraire, nous n'avons eu aucune complication ; nous avons pu
noter même, chez certains malades porteurs de varicocèles
et souffrant, en temps normal, de leur testicule, l'absence
complète de complications de ce côté. D'autres ont continué
leur métier assez fatigant, faisant de longues courses à bicyclette dans la ville sans être incommodés le moins du monde.
Il paraît y avoir immunité, autant du moins que les injections sont continuées. Mais cette immunité est de très courte
durée. L'observation 167, se rapportant à un malade de l'hôpital atteint d'un rhumatisme, et auquel on fit quelques injections, malade qui présente une quinzaine de jours après une
pyélo-néphrite, est bien caractéristique. Il ne saurait donc y
avoir une immunité durable.

Cette raison même nous explique pourquoi avec les vaccins

on n'observe pas de troubles d'anaphylaxie. La thèse du docteur Salle, de Lyon, nous fournit une étude très détaillée de ces différentes manifestations avec les sérums, n'en rapporte aucun cas avec le vaccin. Nous avons eu l'occasion de traiter des malades ayant déjà reçu une série d'injections de l'ancien vaccin, deux ans auparavant, sans aucun accident. Cette complication nous paraît donc devoir être écartée.

Par contre, si le vaccin ne produit aucun trouble anaphylactique, il n'est pas exempt de toute réaction. Nous pourrons classer celles-ci en deux ordres : locales et générales. Au point de vue local, tout d'abord, disons tout de suite que l'injection n'est pas absolument indolore, même par la voie intramusculaire. Nous avons essayé également la voie souscutanée et nous avons eu des réactions plus marquées. A quoi est due cette douleur ? Le fluorure de sodium étant légèrement caustique, les auteurs avaient pensé à le précipiter par du chlorure de calcium. Pour cela faire, on se servait d'une solution contenant, non pas du chlorure de sodium, solution physiologique ordinaire, mais contenant du chlorure de calcium. Les résultats n'ont pas été en faveur de la méthode, l'injection s'est parfois montrée plus douloureuse. Les conditions déterminantes de cette douleur ne sont pas encore bien connues. C'est ainsi que les derniers vaccins préparés se sont montrés beaucoup plus douloureux que les premiers, sans que rien n'ait été changé à leur préparation. Nous avons observé quelquefois de l'induration, une légère rougeur des téguments et la douleur pendant 48 heures. Nous n'avons jamais eu toutefois de suppuration.

Au point de vue général, le vaccin détermine des réactions variables, suivant les sujets. Il y a souvent une légère élévation de température, quelques malaises, un peu de céphalée, mais presque jamais ces symptômes n'ont été suffisants pour empêcher nos malades de continuer leurs occupations, ceci avec la voie intramusculaire ; si l'on utilise la voie intraveineuse, au contraire, il y a des réactions parfois violentes. Dans ce cas, il ne faudrait pas injecter la dose complète d'un demi-centimètre cube. On devrait commencer par deux gouttes, puis quatre, etc. ; la voie intraveineuse, complètement indolore, nous paraît devoir être réservée au cas d'urgence, dans une septicémie par exemple.

Tel qu'il est actuellement, le vaccin des auteurs ne représente qu'une étape dans la recherche d'un vaccin antigonococcique et MM. Nicolle et Blaizot ne se sont pas arrêtés à la formule donnée par eux dans leur communication à l'Académie. Ils l'ont variée depuis, tantôt en changeant le milieu de culture, tantôt en changeant les proportions de gonocoques et de synocoques. La question n'est pas encore résolue, et nous n'avons pas fait autre chose que rapporter leurs recherches et les résultats qu'ils ont déjà obtenus.

CONCLUSIONS

I. — Il est possible d'avoir un vaccin stable et atoxique. Le vaccin des docteurs Nicolle et Blaizot réalise ces deux conditions ; il les réalise grâce à l'emploi d'une solution fluo-.rurée et du synocoque.

II. — Le vaccin a une action particulièrement marquée en ce qui concerne les complications. Mais elle est nulle pour l'uréthrite aiguë, peu appréciable pour l'uréthrite chronique. En tous cas, l'usage du vaccin doit aller de pair avec le traitement local.

III. — Ce vaccin nous paraît devoir être utilisé chaque fois qu'on se trouve en présence d'une complication et dans les cas d'uréthrite chronique de longue date. Son action préventive est immédiate, mais ne persiste pas.

IV. — Il est préférable de se servir de la voie intramusculaire ; la voie intraveineuse, sans exposer à des accidents, donne lieu à des réactions parfois violentes.

Même en utilisant la voie intramusculaire, on peut avoir une légère réaction. L'injection est souvent un peu douloureuse.

BIBLIOGRAPHIE

La thèse du docteur Salles (*Sérothérapie et Vaccinothérapie de la Blennorragie*. Faculté de Lyon, novembre 1913), contenant une bibliographie très détaillée de la sérothérapie et de la vaccinothérapie antigonococcique, nous y renvoyons pour toutes les indications bibliographiques.

MONTPELLIER. — IMPRIMERIE GÉNÉRALE DU MIDI